A
VIRADA
DE
CHAVE

Monique Curi

A VIRADA DE CHAVE

O dia em que
parei de esperar

academia

Copyright © Monique Curi, 2024
Copyright © Editora Planeta do Brasil, 2024
Todos os direitos reservados.

Preparação: Wélida Muniz
Revisão: Fernanda Marão e Barbara Parente
Projeto gráfico e diagramação: Gisele Baptista de Oliveira
Capa e imagens de capa: Camila Catto
Imagem de miolo: storyset/Freepik

DADOS INTERNACIONAIS DE CATALOGAÇÃO NA PUBLICAÇÃO (CIP)
ANGÉLICA ILACQUA CRB-8/7057

Curi, Monique
   A virada de chave / Monique Curi. - São Paulo : Planeta do Brasil, 2024.
   192 p.

   ISBN: 978-85-422-2510-5

   1. Desenvolvimento pessoal 2. Autorrealização 3. Autoestima I. Título

23-6538   CDD 158.1

Índice para catálogo sistemático:
1. Desenvolvimento pessoal.

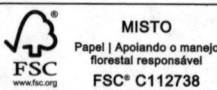

Ao escolher este livro, você está apoiando o manejo responsável das florestas do mundo

2024
Todos os direitos desta edição reservados à
Editora Planeta do Brasil Ltda.
Rua Bela Cintra, 986, 4º andar – Consolação
São Paulo – SP – 01415-002
www.planetadelivros.com.br
faleconosco@editoraplaneta.com.br

*Aos meus filhos, Victória e Théo, que, desde que nasceram, se tornaram inspiração para que eu tente ser, a cada dia, um ser humano melhor. Ao meu marido, Leonardo, que, faça chuva ou faça sol, me apoia em absolutamente tudo, acredita em mim e me inspira diariamente, com o seu jeito incrível de ser.
À minha amiga Sabrina, que um dia me disse: "Está esperando o que para se mexer? Você é uma mulher e tanto, inspira milhares de pessoas, pare de esperar". E olha eu aqui...
À querida Gislene Isquierdo, que fez esta ponte de luz com a editora.
À minha Nossa Senhora, que sempre intercede por mim (não tenho dúvidas disso).
E a Deus, que permite que eu realize meus sonhos, independentemente da idade.*

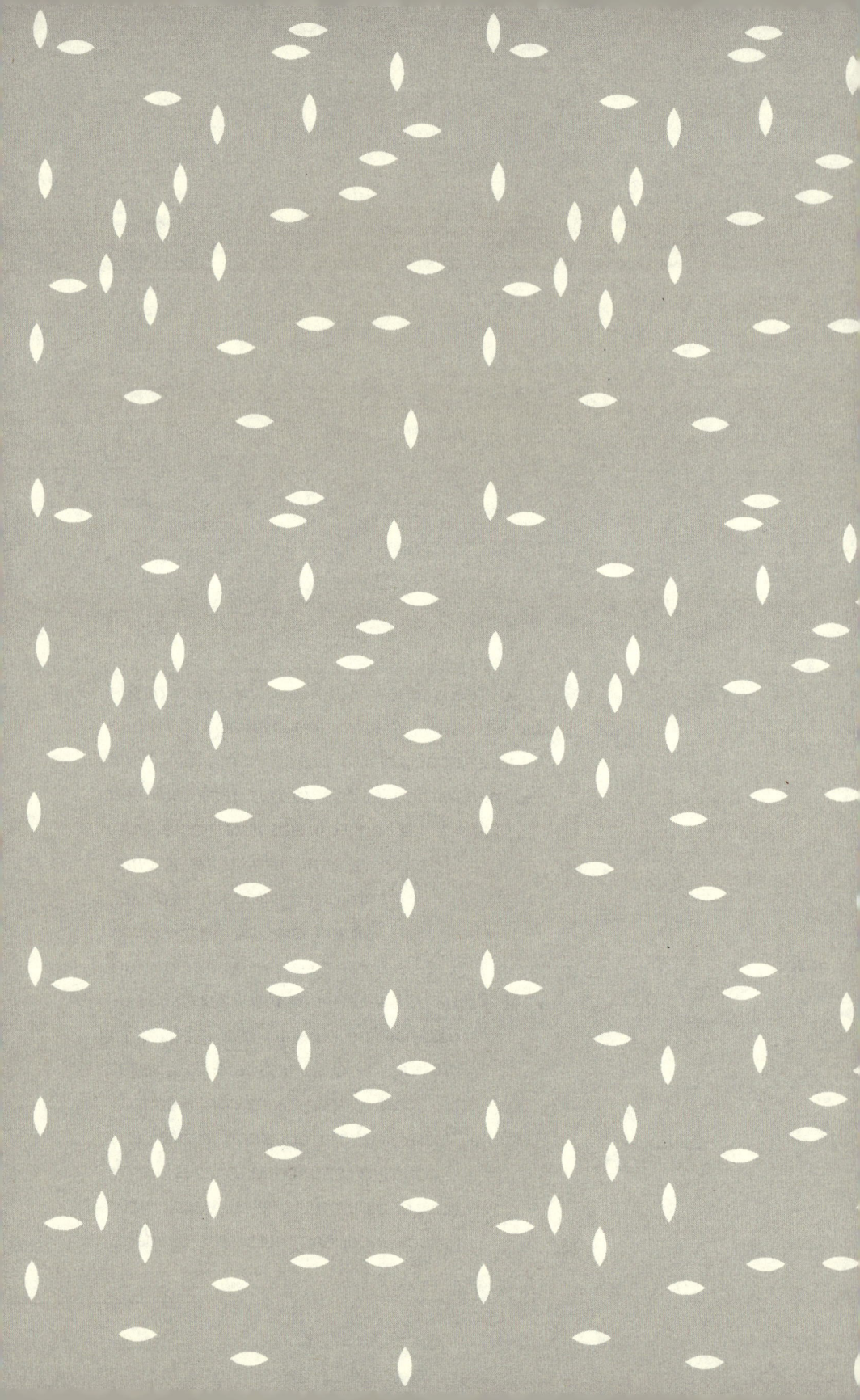

Prefácio, por Fred Mayrink 11

Carta ao leitor 13

capítulo 1
Olhando para o passado sem sofrimento 16
    Voltando no tempo 18
    Quando tudo mudou 19
    Decisão, estratégia e atitude 28
    Descobrindo meu propósito 32

capítulo 2
Você é responsável pelas suas escolhas (será mesmo?) 34
    Tentando acertar nas escolhas 37

capítulo 3
Do fundo do poço ao ato de coragem 44
    Mesmo com medo, vá. Como desenvolver a coragem? 47
    Onde estão os recursos para transformar a sua vida? 47
    Ninguém vai fazer por você: é fazer ou fazer 50
    Você tem alguma dúvida de aonde pode chegar? 53
    O pontapé inicial 54
    Por que é tão difícil mudar? 56

capítulo 4
Autoestima 64
    Vamos falar de autoestima? 65
    Resgatando a autoestima 71

capítulo 5
Aprendendo a dizer não — 74
Pare de dizer *sim* o tempo todo — 76
Dicas para aprender a dizer não — 77

capítulo 6
Acessando a sua força interior — 80
Passado, presente, futuro — 81
Parando de se sabotar — 83
E quando nada dá certo? — 87

capítulo 7
Relacionamentos — 92
Como vencer a rotina no casamento — 93
Vivendo um relacionamento abusivo — 101
Convivendo com um narcisista — 102
Amizades tóxicas — 105
Encontrando um grande amor — 107
Desapegando de coisas/pessoas — 109
Pare de se comparar — 112
Pare de esperar a aprovação do outro — 114
Aproveitando os momentos mais simples — 114

capítulo 8
Propósito, fé e gratidão — 118
Você tem um propósito? — 119
Transformando a dor em propósito — 121
Dicas para te ajudar a descobrir o seu propósito — 123
Gratidão — 126
Fé — 128

capítulo 9
Autocuidado   *136*

    Amor-próprio   138
    Estilo de vida   139
    Atividade física   139
    Alimentação   142
    Investindo em você   145
    Menopausa   146
    Envelhecimento   150

capítulo 10
O que nos paralisa   *158*

    Desânimo   159
    Angústia   161
    Depressão   163
    Medo do novo   168
    Falta de dinheiro   171

capítulo 11
A mulher moderna   *176*

    Desafios da mulher moderna   177
    Empreendedorismo feminino   180
    Desafios da mulher empreendedora   181
    Se tornando uma empreendedora   182

conclusão
Você pode tudo   *187*

Prefácio

Nos conhecemos no set de gravação da novela *Salve Jorge*. Uma atriz com uma carreira imensa, que interpretou uma personagem na novela. Foi amizade à primeira vista!

Monique é um pequeno furacão em busca da melhor versão de si mesma!

Aos 50 anos, ela faz um novo movimento de vida e se reinventa no digital com o projeto "Jeito de ser por Monique Curi".

Mãe, atriz, apresentadora, uma mulher incansável na busca por um propósito.

Ela é daquelas grandes amigas, disponível a todo momento, pronta para o que der e vier. Movida por um profundo senso de ética, capaz de dizer as maiores verdades, sem perceber que foi MUITO verdadeira, algo com o qual nem todos estão acostumados. Mas é mais forte que ela; ela é de verdade!

Perceber o crescimento e a expansão do talento da Monique é inspirador. Quanta disciplina, quanta entrega, ela leva a sério todo projeto que abraça e deixa claro que chegar aos 50 significa que é possível recomeçar, que vale a pena correr o risco e se reconectar com aquilo que faz sentido – e ela se reconectou.

Ter uma troca viva e transparente compreende um desafio para qualquer um com um perfil público nas mídias digitais. Mas a Monique consegue, de maneira natural e sincera, estreitar laços de admiração, confiança e respeito com o público dela. Ela se torna ouvinte e conselheira de mulheres que desejam romper padrões, que buscam se permitir tomar uma nova rota, com questões de relacionamento, passando por saúde, dicas de beleza... Ela sempre aponta um caminho real para as inquietudes, seja por meio de entrevistados e especialistas, seja por relatos de frustrações e desafios que ela mesma venceu.

Acredito que a atriz, professora de História e jornalista tenha vivido tantas experiências positivas e outras tantas dolorosas que o desejo de servir, auxiliar, compartilhar conhecimento e experiências se tornou o grande motor propulsor de tantas iniciativas, de tanta força e compaixão.

Se, ao ter este livro em suas mãos, você busca inspiração, através da história de uma mulher que viveu o glamour da TV, a solidão de escolhas erradas, um relacionamento abusivo e o desabrochar de uma nova jornada, siga em frente! Permita-se! Ela venceu, e você também pode!

Boa leitura.

Fred Mayrink
Diretor artístico de novelas

Carta ao leitor

Eu nem acredito que estou aqui, digitando as páginas do meu livro. Sabe quando a ficha não cai? Acho que só vai cair na hora em que eu mesma estiver folheando as páginas dele... E se você estiver lendo estas palavras, é porque deu certo: eu tenho o meu livro!

Não sei o que significa para você ter um livro. Para mim, é a consolidação de um propósito. Propósito este que até os 50 anos eu não fazia ideia de que tinha. Sim! Eu me reinventei aos 50, quando já estava me sentindo velha (acreditem! hahaha) e achando que não dava mais tempo. Não só deu, como hoje estou aqui, alguns anos depois, inspirando, motivando e fazendo a diferença na vida de tantas mulheres.

Toda minha dor e meus "fundos do poço" me fizeram mais forte, me fizeram me conhecer mais e, sem dúvida nenhuma, me deram clareza do caminho que deveria seguir.

E este caminho se dirigiu para cá. Para as páginas do meu livro!

Se, lá atrás, alguém me dissesse que tudo o que passei me faria chegar aqui, a este momento, juro, eu não acreditaria. E, se eu consegui, vou te dizer do fundo do meu coração: você consegue também.

Sei que talvez você esteja aí pensando: "Mas, Monique, você nem sabe quem sou eu, muito menos o que eu quero, para dizer que vou conseguir". Até é verdade. Mas eu não preciso te conhecer nem saber o que você quer, pois, ao longo da minha jornada, descobri que a força que eu tenho aqui dentro não é só minha; você a tem também.

A questão é que nem todo mundo consegue acessá-la e tomar uma atitude. Mas, se você for comprometida e quiser mudar a sua vida, se reinventar, fique aqui. Leia este livro até o fim. Eu posso te prometer que, antes de virar a última página, você vai se olhar no espelho e dizer:

"Eu posso tudo. Eu sou a rainha da minha vida".

E, depois disso, vai seguir seu caminho. E que caminho lindo virá! Eu assino embaixo. Só vai!

Monique Curi

Eu posso tudo. Eu sou a rainha da minha vida.

capítulo 1

Olhando para o passado sem sofrimento

Eu realmente preciso te contar quem sou eu e qual é a minha história. Afinal de contas, foi esta história que me fez chegar até aqui, que fez minhas palavras chegarem até as suas mãos. Hoje, além de atriz, sou jornalista, empresária e palestrante. Digo hoje, pois, até os 50 anos, eu era somente atriz. E tinha muito orgulho disso, tá?

Mas, aos 50 anos, eu dei uma guinada na minha vida e, tenho orgulho de dizer, incrementei bastante meu currículo.

Se eu tivesse que me definir para você, diria que sou um caso típico da pessoa que, quando faz uma escolha errada, leva a própria vida para o fundo do poço. Mas diria que sou também um exemplo da mulher que, quando descobre a força que tem dentro de si e toma uma decisão, se reinventa e conquista o que quiser. E, detalhe: para isso, não importa a idade.

Enquanto estou aqui, digitando as primeiras palavras do meu livro, me paira uma dúvida: por onde começar? E bem, para ser bastante sincera, vou direto ao ponto, e começar pelo começo. Vem comigo?

Voltando no tempo

Nasci em Minas Gerais, na cidade de Belo Horizonte, e, aos 3 anos, vim morar no Rio de Janeiro. Meu pai ficou desempregado, e precisamos nos mudar para ele recomeçar e arranjar um trabalho, já que em BH não conseguiu.

Com uma semana no Rio, enquanto eu brincava numa pracinha no Jardim de Alah, em Ipanema, um produtor de elenco me viu e me convidou para fazer propaganda de televisão. Eu era bem engraçadinha e realmente chamava a atenção.

Imagina só: eu ainda era bem novinha e tinha um cabelão até a cintura, era cheia de sardinhas no rosto, superdesinibida e, detalhe, banguela. Quando eu tinha 2 anos, caí da escada e perdi um dentinho da frente. Diziam que era meu charme... Bom, o fato é que mamãe deixou e, aos 3 anos, comecei a trabalhar.

Eu fiz tanto comercial que desde os 3 aninhos pago minhas despesas: colégio, balé, roupas e tudo mais. Papai estava sempre muito enrolado de dinheiro, e ter renda própria fez toda a diferença na minha vida. Pude estudar em boas escolas, me aprimorar na minha carreira fazendo cursos... enfim, eu tinha uma vida confortável, pois já ganhava meu próprio salário.

Aos 10 anos, já sabia o que queria ser: atriz. Eu me lembro de ter insistido muito com mamãe para fazer novela (digo insistir, pois ela dizia que o "ambiente não era para mim"). Por fim, consegui convencê-la a acreditar nos meus sonhos, e ela acabou me levando para tentar um papel na Rede Globo de Televisão. Confesso que não foi difícil: fiz meu cadastro e logo fui chamada para fazer testes. Passei! Minha primeira novela? *Os gigantes*, em 1978.

> A minha mãe acreditou no meu sonho quando eu tinha só 10 anos. E a minha história foi definida por isso. E você que me lê? Tem filhos? Tem olhado para eles? Tem acreditado nos sonhos deles? Sei que nós, pais, queremos o que pensamos ser o melhor para nossos filhos, e muitas vezes idealizamos um futuro para eles. Mas nunca se esqueça: cortar a imaginação e a criatividade deles pode comprometer o aprendizado e a autoestima.

Vou falar da autoestima mais adiante, mas o que quero deixar aqui é que minha mãe, ao acreditar em mim, reforçou muito a minha autoconfiança, que, naquele momento, aparentemente era ótima.

Mas voltemos à minha história. Dos 10 aos 17 anos fiz muitos trabalhos; tinha uma carreira e uma vida incríveis. Sabe aquela menina para quem tudo dá certo? Então, era eu. Para vocês terem uma ideia, uma vez dei uma entrevista para o jornal *O Globo*, que dizia assim: "A menina que não sonha. Realiza tudo o que quer".

Eu tinha uma vida de princesa. Acreditava em mim mesma, me sentia forte, tinha autoestima elevada. Só que, aos 17 anos, aquela vida MUDOU.

Quando tudo mudou

Papai sempre aprontou muito. E em meio a essas proezas e ausências na nossa vida, ele perdeu o emprego algumas vezes. Quando eu tinha 17 anos, meu pai foi demitido mais uma vez, e eu, mamãe e meu irmão Dib, cinco anos mais velho, precisamos voltar para Minas.

Nessa época, eu estava em um namoro de quase dois anos, e muito apaixonada. Coincidentemente, estava havia mais de um ano sem trabalhar, algo que eu até preferia, porque meu namorado era muito ciumento e dizia "se você voltar a trabalhar, eu termino o namoro".

Na minha cabeça de adolescente, ele era o responsável pela minha felicidade, pois *eu estava apaixonada*.

Não sei se você conhece alguém que sofre deste mal, o de deixar a felicidade na mão do outro; eu sofria dele. Lembro que meu pai até me deu a opção de ficar no Rio de Janeiro para trabalhar. Se eu ficasse, voltaria a fazer novela, mas, na minha cabeça, o namoro ia terminar.

O que você acha que eu fiz?

☐ Foi pra Belo Horizonte e manteve o namoro.
ou
☐ Ficou no Rio e focou a carreira.

Acertou quem marcou: "foi pra Belo Horizonte e manteve o namoro". Lá mesmo recebi dois convites para voltar a atuar. O primeiro veio da extinta Rede Manchete, para interpretar uma das protagonistas da novela *Corpo Santo*. O outro convite veio menos de uma semana depois, para ser uma das protagonistas da novela *O Outro*. Me lembro que o diretor, o querido Marcos Paulo, me ligou e disse: "Monique, quero você aqui segunda-feira, às duas da tarde. Vamos conversar e fechar seu contrato". Eu até estaria no Rio de Janeiro na segunda (era janeiro, e eu estava de férias) e disse que iria lá.

Segunda-feira, meio-dia, entro para o banho, e reflito: *Se eu aceitar o personagem, meu namorado vai terminar comigo*. Pensei e pensei... Eis que pego o telefone, ligo para a secretária do diretor e digo: "Agradeça a ele por mim, mas não vou!".

Cada decisão que tomei na minha vida teve uma consequência. Cada decisão que você tomou na sua vida teve uma consequência. E, vou além: cada decisão que você não tomou na sua vida, também teve uma consequência. No dia de hoje, pode ser que você tenha que tomar uma decisão com o potencial de transformar a sua vida. A título de curiosidade, as atrizes que pegaram os papéis foram as queridas Silvia Buarque (Manchete) e Cláudia Abreu (Globo).

Seis meses depois, recebo mais uma ligação. Só que dessa vez não era de nenhum diretor de novela: era do meu namorado, terminando comigo. Detalhe: terminou um namoro de mais de dois anos por telefone. Se existisse WhatsApp, com certeza seria por lá.

Meu mundo caiu. Eu não me adaptei em BH. Sentia falta do Rio, da carreira, dos amigos, do namorado, ou seja, de tudo que efetivamente me fazia feliz. Toda a situação me levou para um vazio gigante. Você já deve ter percebido que quando a vida perde o sentido, o propósito, quando ela fica vazia, muitas pessoas procuram algo para tapar esse buraco. Algumas recorrem à bebida, outras apelam para as drogas, e conheço as que se tornam compradoras compulsivas. Eu, para suprir esse vazio, comecei a comer. Compulsivamente.

Comecei a engordar e engordar, não conseguia fazer dieta. Estava péssima emocionalmente, e isso virou uma bola de neve. Quanto mais eu comia, mais eu engordava. Quanto mais eu engordava, mais me sentia péssima. E, quanto mais me sentia péssima, mais eu comia.

Certo dia, assistindo à TV, vi uma renomada bailarina dizendo que, quando ia a uma festa ou comia mais do que devia, provocava o vômito. Pronto! Eu tinha descoberto uma alternativa: vomitar. Desenvolvi uma doença gravíssima, a bulimia.

Essa parte da minha vida me traz uma reflexão: <u>devemos ter cuidado com o que falamos</u>, mais ainda quando nos dirigimos ao público. Nossas palavras chegam a lugares inimagináveis, e o que essa bailarina falou trouxe consequências trágicas para mim.

Foram seis anos comendo e vomitando. Cheguei a vomitar seis vezes por dia. Não sei se você consegue imaginar o quanto eu sofri, e eu vomitava aos prantos. Era uma sensação horrorosa, porque eu sabia que eu mesma tinha me colocado ali, mas não conseguia parar. Eu sabia que uma escolha minha havia me levado àquele lugar.

Cada decisão que você não tomou na sua vida também teve uma consequência.

> Não sei em que momento você está na sua vida. Não sei quais escolhas fez. Não sei se você tem se colocado em primeiro lugar ou colocado o outro. Não sei se você tem cuidado de si mesma ou se tem se maltratado. Mas sei que eu descobri, a duras penas, que a vida é feita de escolhas, e que eu sou absolutamente responsável por elas. Somente *eu* sou a responsável pela minha felicidade ou infelicidade. Quantas vezes a gente fala que quer mudar, mas continua fazendo as mesmas coisas? Na época, eu sabia que bastava *uma decisão, uma estratégia, tomar uma atitude.* Sei que falar é fácil, que na hora da dor é muito difícil tomar a atitude de mudar. Mas, hoje, eu sei que dá. Que é possível!

Seis anos depois, decidi que não passaria a vida vomitando e, principalmente, que eu não morreria por causa dessa doença. Decidido estava, mas como conseguir? Qual seria minha estratégia para sair daquela dor? A minha foi tentar voltar a trabalhar. Mas como, numa profissão tão difícil? Naquela altura, eu não tinha mais contato com ninguém do meio artístico. Por onde recomeçaria?

Nunca me esqueço do dia que minha cabeça estava fervilhando, e eu precisava achar a tal estratégia para alcançar meu objetivo de voltar a trabalhar. E olha o que aconteceu. Eu tinha um baú no meu quarto, ele ficava no canto do cômodo e estava cheio de coisas antigas: diários meus, coisas que já não usava mais. Eu estava sentada na minha cama e pensei "preciso achar o telefone de alguém que possa me ajudar".

Lembro que andei devagar até o baú e me agachei em frente a ele. Era um baú de palha, verde-bandeira. Lembro que levantei a tampa e comecei a fuçar. Tinha muita coisa. De repente, encontrei uma agenda de telefone, daquelas de papel com o abecedário. Do século passado mesmo. Comecei a folhear página por página, até chegar à letra M. Quando eu abri, estava lá: Manoel Carlos, o autor!

Meu coração começou a bater mais forte, pois eu tinha feito duas novelas dele: *Baila comigo*, em 1981, e *Sol de verão*, em 1983. Eu estava muito insegura, mas, mesmo assim, tomei uma atitude. Peguei o telefone, digitei o número e começou a tocar "pi, pi, pi".

O meu coração estava na boca. Eis que atende uma secretária eletrônica (agora fiquei preocupada: você sabe o que é isso? É tipo a caixa postal do celular, só que era um aparelhinho que atendia por você, igual nos filmes. Você por acaso é dessa época?). A voz era dele e dizia: "Aqui é o Manoel Carlos, deixe o seu recado após o sinal". E eu falei: "Oi, Maneco, aqui é Monique Curi, será que você se lembra de mim?".

Adivinhem só: ele estava do lado e atendeu o telefone. Nunca vou me esquecer, ele falou exatamente assim: "Monique, como é que você some desse jeito? Eu escrevi novela para Miami, para Portugal, te procurei, ninguém te achava". Agora vocês imaginem, depois de seis anos sofrendo de bulimia, me sentindo no fundo do poço, essa pessoa que, para mim, era tão importante atende o telefone desse jeito?

E não acabou aí. Ele me disse que estava escrevendo a novela *Felicidade* e que adoraria que eu fizesse parte do elenco. Como ele não me via há muito tempo, eu teria que ir ao Rio de Janeiro fazer um teste. E foi o que eu fiz. O teste fomos eu e Adriana Esteves. E, além de ter ganhado o papel, ainda fui capa do disco da novela! Veja bem, a capa!

Essa novela foi a mais importante da minha carreira. O personagem era maravilhoso: eu fazia a Lídia, irmã da protagonista Helena, interpretada pela Maitê Proença. E, o mais importante, ele representou a minha saída do fundo do poço.

Só que a novela acabou. Dez meses de felicidade se passaram e, com isso, voltei a sentir aquele vazio. A minha autoestima bacana não durou muito tempo. Sabe por quê? Porque ela não era uma coisa que vinha lá de dentro. Eu dependia de algo externo para me sentir feliz.

> E aqui eu trago uma reflexão para você: *hoje*, a sua autoestima depende de você ou depende de algo externo?
>
> Pense com carinho nisso, pois é da sua vida que estamos falando. Em que você a apoia? A sua felicidade depende de algo ou alguém que não de você mesma? Liste abaixo os pontos que não dependem exclusivamente de você e que sem eles você se sentiria totalmente infeliz.
>
> _____
> _____
> _____
> _____
> _____
> _____
> _____
> _____

A novela, naquele momento, me ajudou a resgatar minha autoestima. E então ela acabou, demorou a pintar outro trabalho. E aí? O que agora me completaria?

A questão é que, frágil e carente, busquei desesperadamente algo que me ajudasse a ser feliz. Foi quando decidi entrar em um relacionamento. Comecei a namorar e confesso que no início foi bom; a gente vivia junto e fazia tudo junto. Mas o tempo foi passando e a gente *só podia* fazer tudo junto. Ia no mercado, só podia ser com ele. Ia na academia, também só podia se fosse com ele. Tudo tinha que ser com ele. E mais: eu sempre tinha que estar sorrindo, mas, se eu sorria demais, estava me oferecendo.

Meu modo de me vestir, falar, tudo incomodava ele. Imagina só, eu tenho uma tatuagem desde a adolescência, e você acredita que eu tinha que cobri-la? Sim, para ele, mulher "direita" não podia ter uma tatuagem. Na verdade, ele queria me transformar numa pessoa que ele gostaria que eu fosse, mas que eu não era. E, mesmo fazendo tudo do jeito dele, eu era chamada de burra, imbecil, idiota e babaca quase que diariamente.

Na época, eu não percebia que estava em um relacionamento abusivo. E, assim, fiquei com ele por oito anos. Você deve estar aí se perguntando: "Mas, Monique, você se submeteu a tudo isso por oito anos?". Sim. E talvez você não goste do que vou falar, mas me submeti a isso tudo porque eu quis. A responsabilidade era minha. Eu aceitei me transformar e me reduzir a "nada".

A gente tem a mania de culpar os outros pelos nossos fracassos. Eu poderia dizer que ele acabou com a minha autoestima? Poderia. Eu poderia dizer que ele me fez fracassar, mas não vou dizer isso. Eu estava lá porque queria. Nunca ninguém me prendeu nem algemou. Foi escolha minha, a responsabilidade era minha.

O que eu preciso te dizer é que você também tem responsabilidade. Não sei que tipo de relação você vive, mas preciso te dizer que a responsabilidade é sua. Assim como eu ficar com ele aquele tempo todo. Na verdade, a minha autoestima reduzida a zero me fazia acreditar que era melhor ficar com ele. Porque, senão, eu corria o risco de ficar sozinha.

Para vocês terem ideia, uma vez fui dar uma entrevista, e me perguntaram qual era o meu prato preferido. Ele veio no meu ouvido e disse baixinho: "Fala que é rabada, pois rabada é o meu prato preferido, e um casal que tem sintonia gosta das mesmas coisas". Rapidamente eu pensei assim: *Como assim rabada? Eu nem gosto de rabada!* Naquela época, meu prato preferido era estrogonofe de frango. E adivinhe o que eu respondi? Respirei fundo e falei: "Rabada".

Aos 17 anos, eu tinha uma carreira linda pela frente, mas, nesses dois momentos da minha vida, a bulimia e o relacionamento abusivo, a minha carreira foi totalmente prejudicada. Nos dois momentos, eu larguei tudo porque estava frágil, desequilibrada emocionalmente, dependente.

Se a gente não entende que a felicidade é um projeto de vida, e que ela está nas nossas mãos, não adianta. Não a encontraremos nunca.

Coloquei minha vida e felicidade nas mãos de outras pessoas. Se a gente não entende que a felicidade é um projeto de vida, e que ela está nas nossas mãos, não adianta. Não a encontraremos nunca.

E ali, aos 31 anos, mais uma vez eu entendi que estava no fundo do poço por decisão própria e que, se eu não tomasse uma atitude, ficaria lá. Lembra que falei que para sair dessa eram necessários três pontos? Decisão, estratégia e atitude? Foi o que eu fiz. Depois de oito anos, tomei uma decisão: não vou mais aceitar passar por isso. E qual seria a estratégia? Pedir ajuda.

Lógico que tentei sair dessa relação várias vezes, mas você deve conhecer pessoas assim: elas imploram, pedem, até se ajoelham prometendo mundos e fundos. E chegam a melhorar por uns três ou quatro dias. E depois volta o martírio. Mas, finalmente, um dia eu consegui.

Papai me disse que me ajudaria em tudo. Se até então eu tinha alguma frustração ou carência em relação a meu pai, tudo acabou ali. Ele me estendeu as mãos, pagou minhas dívidas, mesmo sem poder, e eu pude recomeçar. Era eu me reinventando mais uma vez. Eu consegui! E volto a dizer que, se eu consegui, você consegue também.

E gostaria que você sublinhasse isto aqui: "Quando você quer de verdade, ninguém te segura!".

Decisão, estratégia e atitude

Voltei para a casa dos meus pais e, depois de um ano olhando para dentro, voltando a me conhecer, redescobrindo quem eu era, do que gostava, eu me senti pronta para recomeçar, para tentar me realizar profissionalmente e encontrar alguém que me amasse do jeito que eu era. Como eu já estava com 31 anos, e no fundo tinha medo de ficar "solteirona" (rs), investi primeiramente no amor.

Minha mãe, sempre companheira e muito amiga, me disse que eu deveria colocar em um papel todas as características que eu queria em um homem e fazer uma cartinha. E ficar lendo toda noite, tipo rezando mesmo. Lá fui eu fazer meu papelzinho. E isso que eu vou contar entra como uma dica. Presta atenção, hein?

Em primeiro lugar, meu ex era geminiano. Me desculpe se você que me lê agora é do signo de gêmeos, mas, pelo amor de Deus, o homem era muito complicado. Talvez nem tenha a ver com o signo dele, mas tudo o que vinha de lá me deixou traumatizada! Então, a primeira coisa que escrevi foi: qualquer signo, menos gêmeos. Escrevi também: "Quero um cara normal, que trabalhe em horário normal" (meu ex passava as madrugadas acordado e dormia de dia, enfim, tinha lá os motivos dele). E fui além: "Quero um cara calmo, que fale baixo, me ame exatamente do jeito que eu sou" e mais algumas coisas... Ou seja, o completo oposto do meu ex. Todo rapaz que chegava perto de mim, eu conversava um minuto e já perguntava: "Qual é o seu signo?". Se o cara falava gêmeos, eu saía desesperada, dizia que ia ao banheiro e sumia.

> Que tal a gente dar uma paradinha rápida na minha história para você fazer uma cartinha dessas também? Pense em algo que você deseja muito e o descreva com riqueza de detalhes, seja listando características, seja a forma como vai ser quando você realizar o que almeja.
>
> _____
> _____
> _____
> _____
> _____
> _____
> _____
> _____

Um domingo à noite, mais precisamente dia 22 de agosto de 1999, eu e uma amiga estávamos saindo de uma pizzaria, quando um cara numa caminhonete preta parou ao lado do meu carro e falou para eu abaixar o vidro. Eram mais de dez horas da noite, Rio de Janeiro, lógico que eu não abri. Afinal, não sou facinha, não (rs). Mas achei o tal cara uma graça. O sinal abriu, e cada carro seguiu para seu destino.

Dez minutos depois, em outro ponto do mesmo bairro, eis que ele para de novo ao meu lado. Seria um sinal? Existiria destino? Um cara que eu nunca tinha visto na vida, cruzar comigo de carro duas vezes no mesmo dia, numa cidade como o Rio de Janeiro? Mesmo assim, eu não quis abrir o vidro, mas minha amiga Liliane abriu. Nós tínhamos decidido comer um doce numa confeitaria no Leblon, e ele e o amigo perguntaram se poderiam ir conosco. Nós falamos que sim.

Chegando lá, papo vai, papo vem, perguntei o que ele tinha feito no fim de semana e ele disse: "Trabalhei o dia todo". Quase morri, ele era normal. Ah! Falava baixo... Perguntei o signo: "aquário", o meu signo. Fiquei emocionada. E, a cada informação, ia ticando a listinha na minha cabeça.

Na hora de ir embora, ele disse a frase mais linda, que eu nunca esquecerei: "Agora que já comemos a sobremesa, que dia você pode ir jantar comigo?". Para sintetizar, dois dias depois ele me ligou, e saímos para jantar.

Começamos a namorar e nunca mais nos separamos. Nos casamos e estamos juntos há 24 anos. Algum tempo depois, tivemos nossos filhos, Victória e Théo, hoje com 20 e 18 anos. Eu não chamo meu marido de príncipe encantado. Eu o chamo de rei encantado. Ele é tudo o que eu sempre sonhei. Não é que a cartinha funcionou? Se você está sozinha, superindico. Porque aos 31 anos a vida "voltou a sorrir para mim", e eu encontrei o homem da minha vida.

Nesses 24 anos com meu marido, muita coisa aconteceu. Fiz faculdade de jornalismo, e tentei me reinventar várias vezes: estudei pra concurso, fui sócia de academia de ginástica. Tentei mil coisas, só que tudo o que eu inventava era para ocupar meu tempo, achando que me ocupando eu estaria feliz. Mas, não.

Quando você quer de verdade, ninguém te segura!

O que nos traz felicidade é a realização, não a ocupação. A realização como profissionais, como esposas, como mães, como mulheres e tudo mais que a gente quiser. Lógico que eu queria voltar a atuar. Só que ser atriz, naquele momento, era um exercício de frustração, e, no fundo, eu continuaria a depender dos outros. Eu precisava ser feliz sem depender de ninguém. E queria fazer algo que se tornasse um propósito.

Eu sempre tive o sonho de apresentar um programa na TV. Mas, aos 50 anos, quem me chamaria? Eu precisava fazer acontecer: era fazer ou fazer. Só que quando vamos envelhecendo, parece que tudo vai ficando mais difícil. Calma! Não estou te desanimando. É que era assim que eu pensava naquela época.

Menopausa com todos os sintomas, crise da idade, demência da minha mãe, tudo ao mesmo tempo. A cada dia eu pensava: *Deixa quieto, vai ser muito difícil*. Mas um dia eu decidi. Lembra? Decisão, estratégia e atitude? Eu já tinha vencido em outros momentos, sabia a força que eu tinha. E também sabia que, se quisesse de verdade, eu conseguiria. Mesmo com todos os percalços e as pedras no meio do meu caminho, eu fui. Tomei coragem e criei meu canal no YouTube.

Descobrindo meu propósito

O canal "Jeito de ser por Monique Curi" veio como um meio para contar a minha história e dar voz a mulheres que, por algum motivo, tomaram uma decisão e mudaram seu destino. Eu, aos 50 anos, tomei uma decisão e mudei o meu destino. Eu não ia mais esperar o telefone tocar. Decidi escrever um futuro bem diferente do que eu achava que estava destinado para mim.

Comecei a pensar no canal com o propósito de inspirar e fazer a diferença. Ele, na verdade, foi apenas o pontapé inicial, e, através dele, surgiram novas oportunidades. Primeiro, foram as entrevistas motivacionais que passaram a inspirar milhares de mulheres. Aos poucos, comecei a ser chamada para palestrar Brasil afora, e fui também me tornando uma influenciadora 50+.

Além disso, acabei virando uma mulher empreendedora, ao criar um curso com o intuito de ajudar as pessoas a cuidarem, de forma leve e assertiva, de alguém com demência.

E hoje, escrevendo este livro aos 55 anos de idade, estou vivendo a melhor fase da minha vida. Realizada como mulher, como mãe, como esposa e profissionalmente, porque eu me reinventei. Tudo o que me traz realização profissional hoje, fui eu que criei. Eu criei uma nova vida de realizações. Realizações estas que me fizeram estar aqui hoje, nas suas mãos. Depois que descobri a força que eu tenho para alcançar meus objetivos, percebi que ela não é mérito só meu: todo mundo a tem. A questão é que nem todo mundo acessa essa força.

E sabe o que eu pretendo aqui neste livro? Que você se apodere da sua força e a acesse para que também consiga criar uma nova vida de realizações. "Mas como assim, Monique? De onde você tirou isso, que eu posso tudo? A minha vida é difícil demais!" Tudo bem, eu acredito. Mas, calma. Eu vou te mostrar que é possível. Continue aqui comigo. Página após página. E você também vai virar a chave da sua vida.

Recapitulando:
- você é responsável por suas próprias escolhas;
- sua felicidade só depende de você;
- nunca é tarde demais para (re)começar;
- tome sua decisão, trace a estratégia e parta para a atitude.

SÓ VAI!

capítulo 2

Você é responsável pelas suas escolhas (será mesmo?)

Quantas vezes você já ouviu esta frase: "Você é responsável pelas suas escolhas"? Acredito que algumas dezenas de vezes. A questão é que muita gente, mesmo sabendo disso, continua fazendo as escolhas erradas! E por quê? Será que, lá no fundo, a gente sabe que está errado, mas mesmo assim toma a tal da decisão? O que eu quero dizer com isso? Vamos analisar as escolhas erradas que fiz e me levaram, como sempre digo, para o fundo do poço.

Aos 17 anos, eu fazia muita publicidade, fazia novelas, pagava todas as minhas contas, era reconhecida profissionalmente, era uma menina realizada. E tive a possibilidade de fazer a escolha: ficar no Rio e continuar trabalhando, ou ir para Belo Horizonte e abandonar a carreira. Como eu contei, por receio do namorado ciumento terminar comigo, abandonei tudo.

E aí? Com a experiência de vida que você tem e levando em conta tudo pelo que já passou, o que eu fiz poderia dar certo? Óbvio que não. Minha imaturidade e inexperiência não me deixaram enxergar a loucura que eu faria. A bulimia? Veio como consequência de um momento sem qualquer perspectiva.

Mais adiante, me envolvi num relacionamento abusivo. Uma coisa que não contei no capítulo anterior é que ele já se mostrava abusivo desde o início. As alterações de comportamento, o ciúme, o controle... isso tudo eu já via desde o começo do namoro. Minha mãe chegou a dizer: "Eu não acredito que você vai morar com ele, você não vai ser feliz". E lá fui eu. Eu tinha escolha, mas tomei a decisão errada. Foram mais oito anos de sofrimento.

Entenderam que, por causa de escolhas erradas, eu perdi o que deveria ser a melhor fase da minha vida? Porém, como falei antes, a responsabilidade era minha. Entender isso me doeu, me fez chorar durante anos, e me fez, também, me arrepender profundamente.

Arrependimento

Falando em arrependimento, vou abrir um parêntesis aqui. Ouço muita gente dizendo: "Ah, não me arrependo de nada do que eu fiz". Eu acho interessante. Vamos lá. Ao longo da vida, a gente precisa ter várias atitudes, tomar várias decisões cujas consequências não foram o que a gente esperava. Ou seja, pode dar tudo errado!

E aí a pessoa fala: "Ah, mas não me arrependo. Tinha que ter sido aquilo naquele momento, pois hoje eu sou o resultado de tudo pelo que eu passei!". Lógico. Verdade! Mas qual é o problema de se arrepender? O arrependimento, na verdade, é uma palavra para dizer: "Puxa, se eu tivesse feito diferente, talvez o resultado fosse outro".

> Eu me arrependo, sim, me arrependo de várias coisas! Só que esse arrependimento, hoje, não me traz dor nem sofrimento! Ele me traz aprendizado e autoconhecimento, porque se eu me arrependo de uma coisa que eu fiz e não deu certo, eu aprendo e não faço novamente. O arrependimento não é vergonha. É sinal de que você se conhece mais e de que, hoje, faria diferente.

Voltando ao tema deste capítulo, vamos falar das nossas escolhas. "Tá bom, Monique, já entendi que a vida é feita de escolhas e eu sou responsável por elas. E daí? Como fazer a escolha certa? Tem receita?" Não, não tenho uma receita. Quem dera! Mas tem algumas coisas que descobri e que hoje me fazem errar bem menos. Vamos lá?

Tentando acertar nas escolhas

Eu entendi que ficar entre dois ou mais caminhos normalmente é difícil. E quanto mais opções, pior é. Mas, independentemente de quantas opções tenha, você precisará de tempo. Aqueles provérbios que mamãe sempre dizia, "a pressa é inimiga da perfeição" ou, ainda, "apressado come cru", fazem todo o sentido.

Não se sinta pressionada, separe um tempo para pensar, ok? Pense em tudo o que a decisão vai englobar. Quais as consequências que ela trará em todos os âmbitos da sua vida? A escolha afetará sua vida em que aspectos? Profissional, pessoal, afetivo, financeiro?

Normalmente, uma escolha mexe com um bocado de coisas, e você precisa se atentar a isso. Converse com outras pessoas sobre as suas possibilidades. Falar traz mais clareza, e, às vezes, ponderar com quem gosta de você e quer seu bem pode fazer toda a diferença.

O arrependimento
não é vergonha.
É sinal de que você
se conhece mais
e de que, hoje,
faria diferente.

E dá para testar? Sim! Existem escolhas que não precisam ser definitivas. Você pode fazer um teste antes. Se hoje você tem uma escolha a fazer, já pensou se dá para fazer um teste primeiro?

E, por último, tenha cuidado: você está pensando com o coração ou com a cabeça? Isso vai fazer toda a diferença no resultado lá na frente. Às vezes, a cabeça diz uma coisa e o coração diz outra completamente diferente. Se pensarmos só com o coração, a chance de nos decepcionarmos é gigante. Já pensar só com a cabeça nos fará deixar de viver coisas lindas e inesquecíveis. Eu aprendi a colocar isso na balança. Foi fácil? Não. Mas também não é impossível.

Na verdade, o que eu sempre lembro é que desde que comecei a pensar mais e balancear as escolhas entre a razão e emoção, comecei a acertar mais, e, consequentemente, a minha vida mudou.

Hoje tomo muito cuidado ao fazer escolhas. Afinal, elas definirão o meu futuro. E nunca se esqueça: todos os dias você tem a oportunidade de fazer uma escolha que pode mudar a história da sua vida. E aí? Qual escolha você vai fazer hoje? Já sabe? Então só vai!

Recapitulando:
- não é fácil tomar decisões, mas, uma vez tomadas, você é responsável tanto pelos frutos quanto pelas consequências;
- não precisa ter medo de se arrepender (nem muito orgulho);
- aprenda com os seus erros para não voltar a cometê-los;
- encontre o equilíbrio entre razão e emoção na hora de tomar suas decisões.

Você está pensando com o coração ou com a cabeça?

Quer começar a praticar agora a como fazer escolhas conscientes? Pense em algo que está te incomodando no momento, alguma decisão que você tenha que tomar. Quais são as opções que você tem para resolver isso? É possível fazer um teste? Vou deixar um modelo aqui, e você poderá replicá-lo depois.

Decisão a ser tomada:
Âmbito:
☐ pessoal ☐ profissional ☐ afetivo ☐ financeiro

Afeta alguma outra área? Qual?
_____
_____
_____

Afetará outras pessoas? Quem?
_____
_____
_____
_____

É algo que você poderá resolver sozinha?   ☐ sim ☐ não

Precisará pedir ajuda? A quem?
_____
_____
_____

Prós e contras da decisão:

Prós	Contras

Eu sinto que é a escolha certa? ☐ sim ☐ não

A que decisão cheguei:

_____
_____
_____
_____
_____
_____
_____

Todos os dias você tem a oportunidade de fazer uma escolha que pode mudar a história da sua vida.

capítulo 3

Do fundo do poço ao ato de coragem

Muitas vezes chega a hora de agir. Só que a situação em que a gente se encontra, a gente já conhece. Ela é cômoda e não oferece riscos. Agir e mudar esse quadro pode trazer consequências desconhecidas. Só que, lá no fundo, a gente sabe que é uma decisão que pode transformar a nossa vida. E, mesmo assim, não age. As mudanças nos deixam vulneráveis, e quem gosta de se sentir vulnerável?

Em alguns momentos da minha vida, eu tive uma coragem fenomenal. E, por incrível que pareça, foram nesses momentos que minha vida se transformou. É impressionante. Todas as vezes que dei uma guinada na vida foi porque eu tive coragem.

Após seis anos de bulimia, eu estava com medo, insegura, sem autoestima e sabia que sair daquela situação só dependia de mim. Só que eu precisava ter coragem para conseguir sair do fundo do poço. Lembro que decidi mudar. Mas como sair daquele buraco? Eu estava sofrendo muito.

Eu te contei que liguei para o Manoel Carlos e ele me deu a oportunidade de voltar a trabalhar nas novelas. Falando assim, parece ter sido fácil, mas você não tem ideia da coragem que eu precisei reunir para pegar o telefone e ligar para aquele cara com quem eu não falava havia anos.

Foi através dessa atitude que eu resgatei minha autoestima. Foi através dela que voltei a trabalhar. A gente só sabe o que é ter coragem quando está com medo e insegura, mas vai mesmo assim. Só vai! Pois a coragem está diretamente ligada à vulnerabilidade.

Ao assistir a um documentário da escritora Brené Brown disponível na Netflix chamado *The Call to Courage*,[1] me chamou atenção a questão de que ouvimos a vida toda que devemos ser corajosos. Mas também ouvimos que não devemos nos expor. Quando nos expomos, ficamos vulneráveis.

> Você sabe o que é vulnerabilidade? Para Brené, é aquilo que experimentamos em momentos de incerteza, risco e exposição. Se vulnerabilidade é isso, segundo ela, não existe coragem sem vulnerabilidade. Já viu alguém ter coragem sem incerteza, risco ou exposição? Você vai se sentir vulnerável e pode até fracassar. Mas como saber se não ousar?

Quero trazer aqui algumas dicas para te ajudar a ter coragem. Quem sabe hoje mesmo você não reúna coragem para mudar algo importante na sua vida e assim recomeçar uma nova fase de realizações?

---

[1] BRENÉ Brown: The Call to Courage. Direção: Sandra Restrepo. EUA: Netflix, 2019. Vídeo (76 min.).

Mesmo com medo, vá. Como desenvolver a coragem?

Tente não hesitar ao tomar uma decisão. Lembra que te falei que uma escolha deve ser pensada? Exatamente. Decidiu? Aja! Quanto mais tempo você passar pensando em desculpas para não tomar a atitude que você decidiu, mais você vai entrar em pânico pensando no que pode dar errado. Escolha qual caminho seguir e, quando tomar sua decisão, *só vai*. Você só vai saber se dá certo se você se arriscar. Se pelo menos tentar.

Mais uma: você precisa se concentrar no momento presente. Se ficar sempre se baseando no passado ou preocupada com o futuro, vai ser difícil ter coragem para mudar. A hora é agora. Só que tem um detalhe importante de lembrar: tudo o que sai de sua zona de conforto vai te exigir coragem.

Então por que não começar a se arriscar um pouco, para já ir se acostumando? Por exemplo, faça uma coisa que você nunca fez, pratique algum esporte que nunca praticou, explore um lugar que não conhece, faça algo inesperado! Sabia que isso pode te ajudar a ter mais coragem?

Ah! Claro, não se esqueça de que a autoconfiança é um detalhe importante. Se não confiar em si mesma, seus medos poderão se tornar maiores e você se tornará cada vez menos corajosa. Você precisa acreditar em si mesma, precisa acreditar que é capaz.

Onde estão os recursos para transformar a sua vida?

Os recursos de que precisa para transformar sua vida estão dentro de você, esperando que os pegue e faça alguma coisa com eles. Parta para a atitude, não adie mais. O grande problema de deixar para depois é que a situação pode se tornar uma grande bola de neve. Quanto mais você adia para fazer algo por falta de coragem, mais alimenta seu medo e mais poder ele tem para te derrubar. Pondere, reflita e tome logo sua atitude.

Tudo o que sai de sua zona de conforto vai te exigir coragem.

> A gente não consegue mudar a vida virtualmente em segundos? Se você imaginar que está num lugar, em segundos você está lá. Se quiser se imaginar numa cena de amor com alguém, virtualmente você consegue. E, na vida real, por que é tão difícil? É difícil porque você não usa a força que tem aí dentro. Ao longo da vida, descobri que temos uma força fenomenal, uma força que nos faz ser capazes de conseguir tudo que a gente quer, mas é preciso estar consciente dessa força, e ser capaz de acessá-la. No dia que fizer isso, você vai ter coragem e vai transformar a sua vida.

Vou te contar aqui a história de uma entrevistada do meu canal do YouTube: a Tathiany Moreira. A Tathi trabalhava havia treze anos numa empresa reguladora federal, e nesse tempo cresceu tanto na empresa que atingiu um excelente salário e muito prestígio. Este sempre foi seu propósito: ser muito bem-sucedida profissionalmente.

Mas um dia tudo mudou. Vieram os filhos, e aquilo que sempre foi sinônimo de felicidade já não fazia mais tanto sentido. Ela saía de casa muito cedo, chegava tarde da noite, viajava muito a trabalho e cada vez menos via os filhos pequenos. Ela amava a terapia holística e desde novinha lia muito e se interessava pelo assunto. Mas o que faria uma pessoa abrir mão de um salário alto e de status para ser terapeuta holística?

Se imagine no lugar dela. O que ela precisava para tomar uma atitude que mudaria completamente o seu estilo de vida? Ela precisava de coragem. Como ela mesmo conta na entrevista: "Foram anos pensando. Entre pensar e fazer, tem uma longa história". Mesmo trabalhando horas a fio, ela começou a fazer cursos à noite e aos fins de semana, já se preparando para o novo desafio.

Um dia ela percebeu que seu propósito havia mudado, nem o dinheiro e o sucesso faziam mais tanto sentido. Era o que faltava para dar uma guinada completa. Ela abandonou o prestígio e o dinheiro, teve coragem e abriu mão do cargo que ocupava. Hoje, Thati ganha menos, mas tem tempo para os filhos e consegue seguir seu novo propósito: levar consciência às pessoas, levar a cura de sintomas e ajudar seus pacientes a descobrirem o próprio propósito.

É ou não é uma história de coragem?

Se quiser assistir à entrevista com a Tathi, aponte o celular para o QR Code e vem com à gente!

https://www.youtube.com/watch?v=hJoe4o1KfB4

Não posso finalizar este tema sem te contar o maior insight que eu tive em relação à coragem. Eu recebo diariamente mensagens de mulheres que não dão o pontapé inicial por falta de coragem. E ficam esperando. Esperando o quê? A coragem não bate na sua porta e não cai do céu. Esta força fenomenal que eu falo que você tem é sua coragem. Não espere: reaja, e você verá que é muito mais corajosa do que imagina. Confie em mim.

Ninguém vai fazer por você: é fazer ou fazer

Se você tem planos, sonhos, objetivos e está difícil de executá-los, de fazer com que saiam da cabeça ou do papel, eu queria te contar um fato que aconteceu comigo um dia desses. Acordei cedo, chovia muito e eu tinha me planejado para ir à academia. Comecei a pensar se iria ou não, inventei mil desculpas para não ir, mas acabei me lembrando do *só vai!*, e fui debaixo d'água mesmo.

Parece um exemplo pequeno, mas preste atenção: se você começa a cogitar a possibilidade de não fazer, a chance de procrastinar é grande. Na minha cabeça, eu tinha duas possibilidades: "ir ou ir". Isso mesmo, não tem erro aí não. Ir ou ir... E eu trago isso pra vida!

Você também tem duas opções: fazer ou fazer! Se não fizer por você, ninguém vai, entende? Se não levantar o bumbum da cadeira, da cama e sair em direção aos seus sonhos, aos seus objetivos, ninguém vai fazer isso por você.

Na verdade, os anos passarão e com certeza um dia você vai pensar: "Puxa, eu devia ter feito lá atrás!". Aí eu te pergunto: o que é que você está esperando para começar a criar a sua nova vida de realizações?

Vejo que muitas vezes nos acomodamos com o mais ou menos, ou até com o ruim, por termos medo do novo. O novo é desconhecido, é arriscado. Mas se você alimentar esse medo do novo, vai ficar estacionada. Não ressignificará a sua vida.

Depois de tanto perrengue que já passei, entendi que dá para mudar o trajeto e começar tudo de novo. Como se fosse ter várias vidas numa vida só. "Como assim, Monique?" Pois é, é possível começar do zero, com tudo novo.

Eu falo muito em "ressignificar a vida". E por que eu falo tanto disso? Porque nos meus momentos de dor, fui quase obrigada a tomar uma atitude e ressignificar a minha vida. Me deixa abrir um parêntesis para te fazer uma pergunta: você sabia que nós somos os únicos animais com plena consciência de que a vida é finita? Só que o nosso cérebro é tão doido que ele coloca essa possibilidade de lado, e a gente vive como se nunca fosse acabar.

A gente esquece desta finitude. Ainda bem, né? Imagina passar o tempo todo pensando que vai morrer? Só que a gente vai vivendo como se tivesse todo o tempo do mundo e, infelizmente, não temos. A gente não sabe quando vai acabar.

O bom é que todos os dias temos a chance de fazer escolhas, de fazer diferente, de buscar a nossa felicidade. Temos a oportunidade de largar o que tá ruim e não nos faz bem, e tentar de novo. A questão é que temos que fazer isso, pois definitivamente não sabemos quando vai acabar.

A vida não é uma fatalidade, tipo assim: errou e já era. Não. Se errar, sem problema! Dá para tentar de novo. Aí eu te falo: se você quiser se casar dez vezes até achar a pessoa certa, você pode. E deve. Você pode trocar de emprego quantas vezes você quiser, pode mudar de opinião quantas vezes quiser, ou seja, você vai escolhendo novos caminhos e ressignificando a sua vida com um único propósito: ser feliz.

Normalmente a gente sente a necessidade de dar esse novo significado à vida quando acontecem coisas muito tristes, quando passa por uma dor muito grande. Nesse momento, a gente começa a pensar: "Meu Deus, o que é que eu estou fazendo da minha vida?" ou "Por que isso está acontecendo?", e até mesmo "Será que minha vida tem algum significado? Será que o dia que eu não estiver mais aqui vou deixar alguma coisa?". Eu sempre tive a vontade de fazer a diferença, de deixar um legado.

A gente começa a se questionar, a refletir, e muitas vezes isso é um pontapé para reagir. Comigo foi assim: depois de seis anos de bulimia e de oito anos em um relacionamento abusivo, comecei a enxergar que eu estava jogando a minha vida no lixo. E para recomeçar a sair daquela dor, era preciso *fazer*. A tal da atitude. E eu fiz. Eu mesma, pois ninguém faria por mim. E hoje eu tenho muito orgulho de mim, pois eu fiz, eu consegui e, no momento, sou muito mais feliz do que já fui em toda a minha vida.

Ressignificar a vida, para mim, nada mais é que buscar a felicidade hoje. A vida é aqui e agora. De que adianta guardar a louça mais linda para um jantar especial? Seu jantar especial é hoje. Não sabemos se teremos outras oportunidades. Ressignificar a vida é dar um basta ao que não tá bom e tomar outra direção, é entender que o tempo é curto e que não dá mais para perdê-lo.

Dê um outro significado para a sua vida, finalize um ciclo e inicie outro, um cheio de novas possibilidades. Você tem escolha! Nós precisamos viver nossa vida criando memórias incríveis, para quando chegar lá na frente, a gente pensar: "Puxa, valeu a pena". Quem não quer deixar sua marca? Seu legado? E isso tudo só depende de você. Busque sua felicidade hoje. Não deixe que sua vida fique nas mãos de ninguém. Faça hoje e se ressignifique.

Você tem alguma dúvida de aonde pode chegar?

Vou te responder que você pode chegar aonde quiser, e mais: pode ir além! Eu comecei minha carreira aos 10 anos. Por quarenta anos, esperei e achava que a minha felicidade estava em fazer minhas novelas, minhas peças de teatro. Eu esperava os convites, e enquanto colocava a minha felicidade na mão dos outros, conseguia muito pouco.

A carreira artística é um constante exercício de frustração. Você está sempre esperando o telefone tocar, e muitas vezes ele até toca, e você ouve: "Puxa, quase foi você. Mas o autor preferiu uma atriz mais velha/nova/loira/morena/gorda/magra". Aos 50 anos, após um papel negado, decidi nunca mais colocar a minha felicidade nas mãos de ninguém. E ao decidir isso, comecei a agir e fui percebendo a força que eu tinha aqui dentro e que eu poderia chegar aonde quisesses.

A minha história, neste momento, está muito além do que eu imaginava. E por quê? Porque não me conformei. Eu acreditei em mim e fiz a diferença na minha vida. E eu acredito em você. O que está esperando para começar? Te falta ânimo, determinação? Então vou deixar aqui uma frase para você seguir adiante: "O êxito de amanhã vem com a determinação de hoje". Quer alguma mudança? Faça diferente. Acredite em você, no seu potencial. Você tem dúvida de que consegue? Eu não tenho. É só dar o primeiro passo, e não desistir. Se mexe! Só vai!

Falando em fazer, em atitude, eu me lembro de outra entrevista que fiz no meu canal, com uma mulher incrível chamada Margarida Amaral. Meguie, como ela é conhecida, acabou um casamento de 27 anos. Para ela, o casal tomou rumos diferentes. E aí, o que fazer com tudo aquilo que ela havia construído?

Veio a separação, muita dor e a sensação de que era o fim. Meguie então viajou e orava diariamente pedindo uma direção. O que fazer dali para a frente, como seguir sozinha? Ela, então, deixou de lado a sensação de que precisava sempre estar acoplada a outra pessoa, entendeu que a força de que precisava estava dentro dela e não no outro... E foi lá e *fez*!

Durante sua vida, Meguie sempre cozinhou muito bem, sempre lia e fazia cursos de culinária. E esse hobby a fez traçar um caminho reto e direto para uma nova história. Decidiu que recomeçaria através da culinária. Não foi fácil, mas ela foi à luta e não desistiu.

Hoje, a chef Meguie é uma empreendedora: dá aula de culinária, faz jantares e almoços para grupos e, como ela mesma diz: "Com a minha fé, eu consegui chegar aonde estou hoje, e é o lugar mais feliz em que eu já estive".

Este é o segredo: fazer ou fazer.

Se você quiser assistir à conversa com a Meguie, aponte a câmera do celular para o QR Code e vem com a gente!

https://www.youtube.com/watch?v=4KcvUv4b92A

O pontapé inicial

Você muito provavelmente tem sonhos. Quando começa a correr atrás deles e percebe que não vai ser tão fácil quanto imaginava, você desanima e pensa em desistir? Antes de fazer isso, sugiro que você tente imaginar como se sentiria se realizasse esse sonho e se ele realmente faz sentido para você. Caso sim, você tem que lembrar que não tem nada fácil nessa vida, e, por ser difícil, a gente acaba desistindo. Mas você não vai deixar isso acontecer, não é? E para que você não desista, vou te dar algumas dicas para que tenha mais chance de concretizar o seu sonho.

1. Primeiro, faça uma lista com as suas metas. Escrever num papel é perfeito, porque, todos os dias, você pode ler e se concentrar nessas metas (lembra-se da cartinha para encontrar o meu marido? É basicamente isso). Mas lembre-se de que de nada adianta escrever uma lista com várias metas e deixá-las lá, num canto. Todo dia, leia e procure formas de realizá-las. Acredite no seu potencial. Pode parecer clichê, mas o passo mais importante de tudo isso é acreditar em si mesma. Afinal, se você não achar que é capaz de conseguir o que quer, como terá motivação para correr atrás? Pense nisso! Você só saberá se vai dar certo quando tentar. Além de pesquisar oportunidades de realizar suas metas, você precisa tentar realizá-las sempre que surgir a oportunidade. Mesmo que não dê certo na primeira tentativa, você ainda terá a segunda, a terceira, a quarta... Uma hora você vai conseguir, né?
2. Converse com pessoas que te inspirem! Se você conhece alguém que já realizou sonhos parecidos com os seus, uma conversa pode ser uma boa ideia! Assim poderá pegar dicas e ouvir experiências que podem te ajudar a ter mais motivação.
3. Aprenda a não dar ouvidos a quem não acredita em você. É natural que, ao longo do caminho, você encontre pessoas que demonstrarão que não acreditam 100% em você. O que importa é não dar atenção! Tente se manter longe das energias negativas, combinado?
4. Foque o que você quer. Todas as dicas acima não vão funcionar se você não estiver concentrada em alcançar o que quer. Quanto mais focada você ficar, menores chances de o desânimo bater!

Por que é tão difícil mudar?

Quando a vida está difícil, a gente sente que precisa fazer algo. É nítido que precisamos reagir, mudar uma situação, um comportamento que está nos prejudicando.

A gente entende que precisa se mexer, senão nada vai acontecer e ficaremos para sempre no mesmo lugar. Até aí, nenhuma novidade... né?

Só que mudanças não acontecem assim tão fácil e não importa se envolvem hábitos, dependências, exercícios físicos ou mentalidades; mudar é sempre difícil, mas necessário.

A gente passa a vida inteira com hábitos e comportamentos que repetimos sem ter muita consciência, quase no automático, e de repente precisamos mudar, fazer de outro jeito. Complicado, não acha?

Repito: mudar é difícil, mas não impossível. Se tanta gente consegue, por que não eu? Por que não *você*?

No início, o processo de mudança pode abalar você e te deixar apreensiva, perdida, com essa coisa de fazer algo a vida toda e de repente ter de fazer de outro jeito. Vou dar um exemplo: você tem o hábito de comer tudo de que sente vontade. Aí você faz seu checkup de saúde, seus exames, e descobre que os números não estão bons: colesterol e pressão altos, déficit de vitaminas, ou seja: precisa se cuidar. Tem coisa pior que se privar do que se gosta, e, de uma hora pra outra, ter de parar de comer tudo o que você mais ama?

Outro exemplo: você está há anos com a mesma pessoa e o relacionamento não vai bem – você não se sente mais amada nem valorizada. O relacionamento segue "mais ou menos" e ninguém tem coragem de tomar uma atitude. Você sabe que precisa reagir, mas diz pra mim se não é difícil abrir mão de alguém que faz parte da sua vida?

Mais um exemplo, agora relacionado ao lado profissional: você está há anos em um emprego que não te valoriza, não te promove e ainda é mal remunerada. É fácil pedir demissão? Claro que não.

Qualquer mudança é realmente difícil, e, se for de uma hora pra outra, então fica ainda mais difícil. Aliás, é impossível para qualquer pessoa mudar de uma hora para outra. Sabia que nem psicólogos nem outros profissionais da área recomendam isso? "E por quê, Monique?" Porque uma mudança repentina, de acordo com os especialistas, pode causar estresse e esgotamento emocional. A orientação desses profissionais é praticar a mudança a passos curtos.

"Beleza, Monique: passos curtos. Mas e se eu não conseguir mudar nem assim? Por que é tão difícil mudar?"

Falando de modo bem claro e simples: mudar é substituir alguma coisa da nossa vida – um hábito, um costume, um relacionamento, uma situação – por outra coisa. Só que deixar o antigo de lado e se acostumar com o novo pode demorar muito mais do que a gente gostaria e pode ser bem mais difícil do que parecia antes. Você eventualmente se frustra, se sente incapaz e isso acaba fazendo com que você perca a motivação e se afaste dos seus objetivos.

Eu aposto que alguma vez você já se comprometeu com alguma coisa e acabou desistindo antes mesmo de ver resultados. Isso acontece com todo mundo, tá? Comigo, com você...

E eu percebo que a maior dor das minhas seguidoras é justamente esta: não conseguir mudar. Até querem, mas não têm força – ou melhor, não conseguem acessar a força que têm.

E aí falam: "Eu quero mudar, eu preciso mudar", mas a gente percebe que na maioria das vezes a mudança fica só na vontade mesmo; não fazem nada de novo, não reagem, ficam acomodadas e seguem fazendo e aceitando as mesmas coisas.

Agora, a pergunta que não quer calar: se estão infelizes, por que não mudam?

Segundo a psicologia, existem várias explicações por trás dessa dificuldade de mudança; vou te falar algumas e veja se você se identifica com elas.

Mudar é difícil, mas não impossível. Se tanta gente consegue, por que não eu? Por que não você?

1. As suas motivações para mudar não são "legais". "Como assim, Monique?"

Existem alguns sentimentos que são estímulos para a mudança. A culpa, a vergonha, o arrependimento, o medo. Quando sentimos algum deles, a gente logo pensa: *preciso fazer algo*. Só que esses sentimentos também te fazem pensar de maneira negativa, fazem com que você duvide de si mesma e muitas vezes até ache que não vai dar certo. Agora, o questionamento: como você vai conseguir mudar se não acredita em si mesma ou não acredita no propósito da mudança? Você vai acabar desistindo.

A dica aqui é pensar bem e ponderar os motivos verdadeiros que você tem para mudar.

Às vezes, a mudança não vem por nós; a gente é pressionada a mudar pelo outro, porque queremos agradar a alguém – aí fica bem mais complicado. Tem que ser de dentro pra fora, você deve mudar, pois será bom para *você*. Então pare, agora, e enxergue com clareza a razão pela qual você precisa mudar e aonde você quer chegar com esta mudança. Tenha clareza disso.

2. Você é pessimista e só consegue enxergar um final negativo

Quando a gente tenta mudar e vai ficando difícil, a gente desanima. Cansa, se frustra, não é mesmo? E o que acontece? Você pode acabar abandonando seu objetivo. A dificuldade nos faz achar que não conseguiremos, ou, pior, achamos impossível atingir a nossa meta traçada. Você acaba acreditando que não vai conseguir e já desiste para não correr o risco de se frustrar. Sabe o que costuma acontecer? Você pensa *ah, deixa pra lá, sou assim mesmo e pronto*. Sim, muita gente age assim como uma forma de "consolo". Essa é a mentalidade negativa, que te atrapalha em toda a sua vida. Atenção: se você já pensa que não vai dar certo, a possibilidade de não dar mesmo é enorme! Entenda de uma vez por todas: a forma como você pensa influencia intensamente as suas ações e emoções. Mude agora a sua forma de pensar. Diga assim: *já deu certo*. Eu juro! Isso é neurociência: o seu pensamento atrairá o que você deseja. A nossa forma de pensar vai mudando nosso dia a dia.

3. Querer abraçar o mundo

Precisamos lembrar que nossos recursos são limitados. Para qualquer mudança precisaremos de atenção, planejamento, controle emocional, motivação, disciplina. A questão é que nem sempre conseguimos tudo isso ao mesmo tempo, ou, se conseguimos, nem sempre é com qualidade. É preciso lembrar que nosso cérebro não foi feito para fazer múltiplas coisas de uma vez. Então, se você quer mudar tudo ao mesmo tempo, lembre-se: além de aumentar o estresse e a ansiedade, aumenta a chance de não conseguir. Uma dica? Tome suas decisões de acordo com sua disponibilidade, suas competências e, principalmente, suas limitações.

4. Negligenciar o conhecimento

Não dá pra ignorar a teoria e ir direto querendo "fazer e acontecer". A falta de conhecimento e das ferramentas certas também vão fazer com que você desanime no processo.

Exemplo: quer fazer uma dieta? É importante saber como anda sua saúde, planejar uma nova rotina, comprar os alimentos adequados, entender como funciona seu metabolismo. Por isso que a ajuda de um profissional é válida. A chance de dar certo será muito maior. Começar de qualquer jeito pode até dar certo, mas com orientação fica mais fácil alcançar o objetivo final.

Se você estiver com dificuldades para mudar, pode ser que estejam faltando conhecimento e ferramentas para a nova jornada.

5. Falta de comprometimento

Acho que é autoexplicativo, certo? Quando a gente não se compromete o suficiente com alguma coisa, dificilmente a alcança. Ficamos desmotivadas, pois sem o comprometimento há a dúvida se é isso mesmo que queremos. E, assim, o que acontece? Acabamos desistindo ou tendo recaídas.

Pense bem no que você quer alcançar e como essa mudança pode beneficiar a sua vida a longo prazo. Repito: escreva suas metas e as formas de alcançá-las. Isto reafirmará seu comprometimento com a mudança.

6. Dificuldade em lidar com as recaídas

Somos de carne e osso, somos seres humanos, e recaídas fazem parte do processo. Quando rolar uma recaída em seu processo de mudança, em sua jornada de reinvenção, tudo bem! Aproveite o "deslize" para o autoconhecimento. Isto ajudará você nas próximas etapas, e o risco de novas recaídas diminuirá.

"Tá bom, Monique, eu me identifiquei com alguns destes pontos. Mas então me ajuda, como tornar a mudança mais fácil?" Sempre que decidir por alguma mudança, você precisa ter paciência e compaixão por você mesma. Errar faz parte, ter recaída faz parte e não é o fim do mundo. Mas você não pode desistir por isso. Retornar aos seus velhos hábitos faz parte do processo de mudança – além de, claro, ser impossível mudar da noite para o dia, sem esforço algum. E o que é mais familiar para você acaba falando mais alto de vez em quando e tomando a dianteira. Mudar dá trabalho e muitas vezes requer investimento; e dói. Mas quando a gente consegue... ah, é tão bom! Meu Deus, que sentimento de vitória.

Sabe o que me ajuda muito? Relembrar os momentos de superação e meus pontos fortes. Penso assim: *Caramba, olha o que eu já passei para chegar até aqui. Passei por isso, aquilo e aquilo outro... como vou desistir agora?*

Não perca o foco de seus objetivos e, quando se sentir desanimada, tudo bem... desanime, mas não fique parada: reaja!

Nunca se esqueça: o maior fracasso é não tentar.

> Recapitulando:
> - vulnerabilidade é coragem;
> - saia da zona de conforto;
> - decisões difíceis podem se provar como grandes oportunidades;
> - faça ou faça: nada de inventar desculpas;
> - ninguém fará por você o que tem que ser feito, mete a cara;
> - você pode chegar aonde quiser, basta ter foco.
>
> Comece logo, só vai!

Bora tentar?

Pense em algo que você deseja colocar em prática. Aquilo que você acha que vai ser a sua marca, o seu legado. Quais serão os passos necessários para alcançar seu objetivo? Vamos pensar nos passos a curto, médio e longo prazo? E não se esqueça: você pode utilizar esse modelo sempre que for traçar um novo objetivo que deseja realizar.

Curto prazo (o que você precisará pôr em prática dentro de um ano):

☐ _____
☐ _____
☐ _____
☐ _____

Médio prazo (o que você precisará ter concluído dentro de três anos):

- [ ] _____
- [ ] _____
- [ ] _____
- [ ] _____

Longo prazo (o que estará concluído em até sete anos):

- [ ] _____
- [ ] _____
- [ ] _____
- [ ] _____

Escreva abaixo os pontos fortes deste capítulo, aqueles que mais te tocaram e te fizeram refletir.

_____
_____
_____
_____
_____
_____
_____
_____
_____
_____
_____

capítulo 4

Autoestima

Vamos falar de autoestima?

Vamos combinar: ninguém segura uma pessoa com autoestima elevada! Autoestima para mim é quando eu me olho no espelho e gosto do que vejo, por dentro e por fora. É se amar, se aceitar exatamente do jeito que a gente é, sem esperar aprovação de ninguém. É quando a gente se sente capaz de conseguir atingir nossos objetivos. Se você se sente assim, que bom, isso vai fazer toda a diferença na sua vida. Você nem tem ideia.

Como diz minha amiga, psicóloga e neurocientista, Gislene Isquierdo, autora do livro *Autoestima como hábito*, a autoestima vaza pelos poros. O problema é quando você não se sente assim e não se gosta, não enxerga as suas capacidades, não consegue ver o que tem de bom e ainda tem comportamentos autodestrutivos. A pessoa com baixa autoestima tem medo de errar, não se sente capaz de enfrentar novos desafios. A baixa autoestima também interfere em todas as áreas da sua vida, e também vaza pelos poros.

Essa baixa autoestima muitas vezes acontece por causa da pressão externa e dos "padrões" que nos exigem seguir. "Quais padrões, Monique?" Da beleza, com o corpo perfeito; da vida profissional, com o sucesso profissional ou o emprego dos sonhos; o sucesso da vida amorosa e muito mais. Só nós sabemos quanta pressão. É lógico que a gente não dá conta. "Mas tá bom, Monique, eu me identifico com isso que você falou, a minha autoestima não está nada boa. O que eu faço para melhorar?"

Em primeiro lugar, é preciso lembrar que essa baixa autoestima veio de algum lugar. Você não nasceu com ela; foi surgindo durante a sua vida. A gente nasce e já começam as opiniões sobre nós: "Parece com fulano, o gênio é de ciclano". Começamos a receber adjetivos e defeitos sem ao menos nos conhecermos ainda. Já decidem quais talentos nós teremos, para que profissão nós levaremos jeito.

Aos poucos, vamos crescendo e entendendo tudo aquilo que nos foi colocado. E tudo o que ouvimos ao longo da vida pode ser bom, ou não, vai depender do nosso entendimento. Alguém que cresceu sendo elogiado, com certeza será mais seguro e autoconfiante. Já aquele que foi sempre criticado provavelmente será mais inseguro em todos os aspectos da sua vida: relações, trabalho etc.

Sabe aquele pai ou mãe que vai estudar com o filho e diz: "Ai, que menino que não aprende nada, que criança burra!". Pois é. Esses pais não imaginam os danos que podem estar causando para os filhos no futuro. Descobrir a raiz do sentimento já seria um bom começo para resgatar a autoestima. Mas eu quero te ajudar mais.

Eu quero muito que você descubra o quanto é especial e se sinta "demais". Então vou trazer algumas dicas para te ajudar, mas não adianta ler tudo e depois esquecer. Tem que seguir, combinado?

Eu quero
muito que você
descubra
o quanto é
especial e se
sinta "demais".

Passo 1: Já viu como andam seus hormônios?

Vou te sugerir que procure um médico endocrinologista. "Monique! O que o endocrinologista tem a ver com a minha autoestima?" Meu amor, os hormônios estão fervendo dentro do corpo e estão diretamente ligados à energia, ao humor, aos pensamentos e muito mais!

Se você está com a parte hormonal desequilibrada, isso, sim, pode afetar até a sua autoestima. Você tem verificado sua parte hormonal? Se você é mulher, sabe muito bem como a gente fica na TPM, na menopausa, na gravidez. Muda tudo! Já deve ter ouvido que hormônio desregulado pode dar queda de cabelo, falta de libido, cansaço, insônia... Quem fica bem depois de uma noite mal dormida?

Passo 2: Autocuidado

Gente, se não praticarmos o autocuidado, como vamos gostar de nós mesmas? Uma alimentação bacana, praticar alguma atividade física, meditar, cuidar do cabelo, fazer a unha, cuidar da pele, coisas básicas. Isto é o autocuidado: fazer por você, cuidar de você! Se você não está se cuidando, fica aí no seu radar, porque com certeza está afetando a sua autoestima.

> **AGORA, IMPORTANTE:**
> Autocuidado não é cuidar só da beleza, mas também cuidar da parte social, encontrar os amigos, fazer coisas de que gosta, ter um tempo para se divertir. Ah! Autocuidado é cuidar do seu emocional também. Como está a sua cabeça? Como você enfrenta os seus problemas do dia a dia? Está difícil? Tudo vira um monstro na sua cabeça? Se não está dando conta sozinha, procure ajuda! Procurar um psicólogo vai fazer toda a diferença no seu processo de autoconhecimento.

Dentro do autocuidado também tem uma dica muito boa: meditação! Descubra alguém que ensine a meditar e com quem se identifique e a siga. É transformador para a gente, para o nosso eu! Tem tantas pessoas na internet hoje ensinando a meditar gratuitamente! Vamos? Vamos tentar? Isso é autocuidado. Mais para a frente, teremos um capítulo dedicado exclusivamente ao autocuidado. Vou te convencer a se cuidar!

Passo 3: Equilibre o uso das redes sociais

Se afaste ou diminua o tempo nas redes sociais, caso esteja muito por lá! As redes sociais, quando não usadas de uma forma bacana, se transformam num lugar de comparações. "Fulana está viajando em plena terça-feira, e eu estou trabalhando." Sem a gente perceber, isso pode gerar o sentimento de que "não sou tão bem-sucedida quanto fulana". "Beltrano tem a vida e o relacionamento perfeitos!" Amor, você não sabe a história da pessoa, nem imagina as dificuldades pelas quais ela passa, pois ela só posta foto linda e feliz. Você acredita mesmo que a vida dela é isso tudo?

Passo 4: O sucesso alheio

Como você está lidando com o sucesso do outro? Você olha, admira e se inspira? Ou olha e pensa "caramba, por que eu não consigo?". Meu amor, faça do sucesso do outro a sua inspiração. Eu sempre fiz isso.

Sempre que vejo alguém conquistando alguma coisa, penso logo: "Que máximo! Se ela conseguiu, eu também consigo!". Eu já sou assim desde pequena, e é assim que você precisa ser. Porque, às vezes, ao se deparar com o sucesso do outro, pode rolar uma inveja.

Mas você pode transformar esse sentimento em inspiração! Até porque a conquista da pessoa provavelmente não veio do nada. Ela precisou passar por muita coisa, então se inspire nessa jornada e veja que você também pode!

Faça do sucesso do outro a sua inspiração.

Passo 5: Tudo tem seu tempo

Tenha calma e não fique ansiosa pela mudança. Não queira mudar a sua vida de um dia para o outro. Alterações no comportamento ou qualquer outro tipo de mudança passam por um tempo de transformação e adaptação. Sabe aquela pessoa que entra para a academia e três dias depois já quer ver os resultados? Então, é impossível! Leva pelo menos uns três meses para as mudanças começarem a aparecer.

Lembre-se de que não é do dia para a noite que você se sentirá linda, capaz e a pessoa mais segura do mundo. O imediatismo traz frustração.

Agora eu queria contar como foi o meu processo para resgatar a minha autoestima. Eu já contei para vocês que dos 17 aos 23 anos eu passei pela bulimia. Logo depois, fiz a novela *Felicidade* e, assim que ela acabou, me envolvi num relacionamento abusivo. Ou seja, dos 17 aos 31, eu tive a minha autoestima totalmente prejudicada.

É importante lembrar que durante toda minha vida eu sempre tive uma autoestima muito boa, só nesse período mesmo que ela foi abalada, porque, como falei anteriormente, autoestima é uma coisa que é cultivada ao longo da vida, e eu sempre fui muito recompensada positivamente pelos meus comportamentos e minhas atitudes. Sorte a minha, né?

Mas nesses dois momentos eu me sentia muito pior que o "cocô do cavalo do bandido". Eu não me sentia capaz de nada. Como já contei aqui, eu me sentia no fundo do poço. E como eu consegui me recuperar?

Resgatando a autoestima

A primeira coisa que fiz foi me afastar de pessoas tóxicas, pessoas que não torciam por mim, que não me colocavam para a frente, pelo contrário, em qualquer vitória minha, elas faziam aquela cara *blasé* e diziam: "Ah! Legal".

Pessoas tóxicas reclamam o tempo inteiro, te criticam o tempo inteiro, e o pior é que às vezes a gente até gosta dessas pessoas, só que elas te sugam! Aí você comenta: "Ai, fulano me suga!". Suga porque você deixa!

Ninguém vai te sugar se você não deixar! Então eu realmente me afastei dessas pessoas.

A segunda coisa foi praticar atividade física. Gente, eu já falei anteriormente sobre a atividade física e vou falar mil vezes. Ela produz os famosos "hormônios do bem": endorfina, serotonina, ocitocina... Fora que quando a gente faz alguma atividade física, sente um prazer danado por ter feito algo por nós mesmas. Por isso que eu sempre digo: atividade física é fundamental. Para você que resiste, deixo uma perguntinha: já viu alguém arrependido ou chateado por ter ido fazer alguma atividade física? Eu nunca vi.

Como já contei, passei mais de uma década sofrendo de baixa autoestima, mas foi durante o relacionamento abusivo que me anulei muito para agradar o meu parceiro na época e evitar brigas. Eu sempre fazia o que ele queria. Claro que numa relação é importante que os dois cedam. Mas ali, só eu cedia.

Quando percebi, eu não era mais ninguém. Já não sabia mais do que eu gostava, quem eu era, o que me fazia feliz. Lembra o caso da rabada lá do capítulo 1? Então... Eu precisei começar a fazer as coisas que eu queria. Desde comer a comida que eu queria, dormir na hora que eu queria, fazer os passeios que eu queria, ficar em casa se essa fosse a minha vontade. Comecei a me respeitar e a me ouvir, passei a me priorizar. Quando a gente se anula em função do outro, a nossa autoestima acaba.

Uma outra coisa também é que parei de esperar aprovação ou elogio dos outros. Lembro que comecei a fazer por mim mesma, independentemente do que os outros poderiam achar ou pensar. Porque quando você coloca expectativa na reação do outro, e essa reação não vem... Bem, traz uma frustração danada e eu não ia mais permitir isso.

Nunca se esqueça: não crie expectativas em ninguém, tá?

E, por último, passei a me olhar no espelho e a me lembrar dos meus pontos fortes: sempre fui alegre, carismática, amiga, atenciosa, e mais um monte de coisas. Lembrar disso me fez bem, e aos poucos eu fui voltando a ser aquela menina do passado.

Agora, sendo bem franca, eu não tenho uma fórmula pronta e rápida para garantir que você resgate sua autoestima, mas acho que se você seguir minhas dicas e se inspirar nessa jornada, você pode, sim, ficar mais segura de si. E, detalhe: ao resgatar a autoestima, você poderá ajudar quem está perto de você.

> Recapitulando:
> - ninguém segura uma pessoa autoconfiante;
> - autoestima vaza pelos poros;
> - meça tudo pela sua própria régua, você não sabe como são os bastidores da vida dos outros;
> - procure ajuda médica e psicológica, cuide da sua aparência como um todo, faça exercícios;
> - limite seu tempo nas redes sociais;
> - tenha paciência, as coisas vão acontecer quando tiverem que acontecer;
> - não espere a aprovação alheia, você é capaz de alcançar tudo a que se propõe.

Antes de terminar, quero te pedir que escreva nas linhas abaixo seus pontos fortes. Tudo aquilo em que você é boa. Mesmo que não os esteja enxergando no momento, você já enxergou um dia. Escreva aqui para mim.

Meus pontos fortes são:
_____
_____
_____
_____
_____

capítulo 5

Aprendendo a dizer não

As pessoas têm dificuldade de dizer não, e isso é muito mais comum do que imaginamos. Dizer sim para tudo atravanca muito a vida, sabia? Eu mesma, durante muito tempo, tinha muita dificuldade de dizer não. Acho que, no fundo, eu queria ser legal, queria ser aceita e, por isso, a tudo que me pediam eu dizia *sim*.

Às vezes eu dizia *sim* para coisas que me chateavam, me incomodavam, coisas que não dava para eu fazer. Eu inclusive tinha fama entre as minhas amigas de ser a mais prestativa de todas. Lógico, eu estava sempre disponível, estava sempre dizendo sim.

Ao longo do tempo, fui percebendo o quanto dizer sim para tudo invadia o meu espaço, o quanto me prejudicava, o quanto me deixava incomodada; e fui aprendendo a dizer não. Eu aprendi, e hoje digo não sem culpa.

Mas não foi simplesmente dizer *não* e deixar de ser prestativa. Isto faz parte de mim: eu sou essa pessoa que quer ajudar todo mundo, mas, hoje, ajudo quando posso, quando não me incomoda, quando não me chateia.

É positivo ser prestativa. Só é preciso impor limites. Se você tem muita dificuldade em dizer não, é importante entender o porquê, pois isso pode atrapalhar, e muito, a sua vida pessoal e profissional.

Dizer *não* é muito desconfortável para muita gente e, por esse motivo, as pessoas dizem *sim* só para evitar situações desagradáveis. Quando a gente diz sim o tempo todo, deixa de priorizar as próprias demandas. A gente se sacrifica pelo outro, e chega de se sacrificar pelo outro.

Pare de dizer *sim* o tempo todo

Se você está se identificando com este tema, vou listar abaixo alguns dos prejuízos que você pode ter ao ser sempre tão solícita:

- Primeiro, que se você *não* diz *não*, as pessoas se acostumam com você sendo sempre tão solícita e não aceitam um *não* seu. E aí você sempre vai se sentir obrigada a dizer *sim*.
- Você sempre diz *sim* pois provavelmente tem medo de não ser aceita ou de ser rejeitada. Sabia que isso traz uma insegurança sem tamanho? É que você começa a achar que as pessoas só gostam de você porque você diz sempre *sim*.
- Você deixa suas vontades e desejos de lado, sempre priorizando o outro. É ou não é verdade?
- Quando perceber, você vai notar que é a única pessoa que diz *sim* e cede o tempo todo. E aí, faz tudo para os outros e não sobra tempo para si mesmo.
- Você, aos poucos, perde a autoconfiança.

Dicas para aprender a dizer não

Para mim, não foi tão fácil aprender a dizer *não*. Mas eu aprendi. E aqui vou te dar algumas dicas que funcionaram no meu caso:

1. Seja clara e sincera, mas nada de grosseria. Não invente desculpas, seja transparente. Na minha humilde opinião, a verdade dói menos que a mentira. Por exemplo: você fala uma verdade, a pessoa se chateia na hora, mas ela vai pensar: "poxa, mas ela foi verdadeira comigo". Agora, se você mente, a mentira talvez resolva na hora, mas depois fica muito chato porque você mentiu. Então, sem desculpas, hein?
2. Chega dessa necessidade de agradar! Quando pensamos somente no que o outro vai dizer ou vai pensar, nos aprisionamos, deixamos de ser nós mesmas. Então, não tenha medo do que as outras pessoas vão pensar. Seja mais você.
3. Como está sua vida no momento? Será que não está se preocupando muito com outras pessoas e se esquecendo de você? Gente, até para ajudar as pessoas com quem você convive é necessário que você esteja bem consigo mesma. Você precisa se colocar em primeiro lugar. Lembra daquela orientação do avião? Coloca primeiro a máscara em você, depois coloca nos outros. Como é que você vai conseguir ajudar alguém se você não tiver bem com você mesma?
4. Sem culpas, tá? O sentimento de culpa nos sabota. Você tem todo o direito de recusar o que não te deixa confortável, nem tem a obrigação de dizer sim para tudo. Então, sem culpa! Combinado? Saber dizer não é tão importante quanto dizer sim! Lembra que eu falei que sou uma pessoa que gosta de ajudar? Vou continuar ajudando, só não vou dizer sim o tempo inteiro! Tem que haver um equilíbrio.

5. Conheça a si mesma. Meus amores, se conhecer melhor faz toda diferença: saber o que quer, o que não quer e que rumo quer tomar. Entender as suas emoções e como elas impactam o seu comportamento é extremamente importante para aprender a dizer não e para reconhecer os momentos de dizer sim! E não se esqueça: você em primeiro lugar!

Se te faz bem ajudar, se te faz bem ser empática, seja! Mas vá até o ponto que não te maltrata nem te magoa. Vamos aprender a equilibrar o sim e o não?

Quanto a dizer não, olha só quanta coisa boa vai acontecer: você vai ter mais tempo para si mesma, vai se sentir mais segura e, com isso, sua autoestima vai lá em cima. Você vai viver de modo mais saudável (lógico, viver pensando mais nos outros que em você é tóxico, não faz nada bem) e vai ter certeza de que as pessoas estão com você porque te amam e não porque você quer agradar o tempo todo.

E aí? Te convenci?

Recapitulando:
- dizer não é bom e faz bem;
- equilibre seus sins e seus nãos;
- não tem problema nenhum em se priorizar;
- dizer não exige prática, então, pratique!

Vamos praticar? Escreva nas linhas abaixo coisas que você fez a contragosto e que acabaram te prejudicando depois. Reflita sobre os danos e as mágoas que isso te causou. O objetivo aqui não é criar rancores, mas pesar o impacto que sempre dizer sim causa na vida.

_____
_____
_____
_____
_____
_____
_____
_____
_____
_____
_____
_____
_____
_____
_____
_____

capítulo 6

Acessando a sua força interior

Eu gosto muito de falar da importância de fazermos hoje o que tem que ser feito. De não deixar para amanhã! De focar o momento presente. Mas será que focar o momento presente significa esquecer o passado e não se preocupar com o futuro?

Passado, presente, futuro

Neste momento, precisarei destacar dois pontos de vista. O primeiro diz respeito às centenas de pessoas cheias de mágoas do passado, ou que estão demasiadamente preocupadas com o futuro!

> Passado: enquanto você usar as suas dores do passado para se vitimizar, se lamentar ou te segurar, sua vida não vai prosperar. Ou seja, enquanto o passado estiver "presente" na sua vida, desculpe... mas nada vai acontecer.
>
> Futuro: quantas pessoas você conhece que vivem se preocupando com coisas que ainda não aconteceram e que podem nem acontecer?

Ao procurar a origem da palavra "preocupação", encontrei que ela vem do latim *praeoccupatione (m)*, e que significa ocupação prévia de um lugar.[2] Nos dicionários, agora, podemos encontrar o verbete pré-ocupação, pois a forma como preocupação era usada em sua origem perdeu o significado, então foi criada uma nova forma de escrevê-la e expressar a ideia. O que eu quero dizer com isso? Você fica preocupada com seu futuro, perdendo tempo, se pré-ocupando (ocupando-se em outro tempo, em outro lugar) com coisas que podem nunca acontecer. E enquanto você fica pré-ocupada com o futuro, a sua vida está passando, e você está paralisada.

Vou te dar um exemplo prático: no início deste livro comentei que comecei a trabalhar cedo e disse também que papai aprontava muito e que, por isso, perdeu o emprego algumas vezes. Este comportamento deixava minha mãe muito insegura, e passei a vida vendo-a chorar e dizer: "O dia que seu pai morrer eu vou morar onde? Eu não tenho o meu apartamento, não vou ter onde ficar!". Vou te contar que esta foi a grande preocupação da minha mãe durante seus quase 43 anos de casamento. Sabe o que aconteceu? Uns dois anos ou mais antes de papai falecer, ele

---

[2] HENRIQUES, J. N. Ocupação/preocupação. *Ciberdúvidas da Língua Portuguesa*, 24 set. 1998. Disponível em: https://ciberduvidas.iscte-iul.pt/consultorio/perguntas/ocupacaopreocupacao/2653. Acesso em: 18 maio 2023.

comprou um apartamento. Ou seja, ele morreu e ela não ficou sem um teto. Pré-ocupou-se à toa.

Focando este primeiro ponto de vista, pareço demonstrar que devemos esquecer o passado e o futuro e focar só no momento presente. Ser feliz hoje. Mas eu disse que seriam dois pontos de vista, não é? Este segundo olhar, traz a importância do passado e do futuro para se viver realmente bem no presente. "Como assim, Monique?"

Vamos lá: o passado, não importa se foi bom ou ruim, se traz boas memórias ou não, foi o que te trouxe até aqui. Certo? Então o que você passou não deve ficar guardado sem propósito, deve servir para que você aprenda com o que aconteceu. A verdade é que o passado não deve ser usado para te acorrentar a mágoas e rancores. Passado serve para trazer o aprendizado de que você precisa para não errar de novo, ou pelo menos tentar.

"E o futuro, Monique? Você está dizendo para eu não me preocupar com meu futuro? Eu posso viver durante anos... e só vou me preocupar com o agora? Vou gastar tudo que eu tenho? Vou fazer tudo o que quero agora? Sem me preocupar com as consequências no futuro?" É lógico que não! É importante pensar no futuro, mas sem pré-ocupações, sem se deslocar para lá. E, para isso, você deve se dedicar a traçar planos concretos.

A fórmula que te sugiro usar na sua vida é: <u>use o seu aprendizado do passado para viver intensamente o seu maior presente, *o hoje*, com o objetivo de construir um futuro melhor</u>. Gosto muito de uma frase minha, que inclusive falo nas minhas palestras: "O seu futuro não está determinado pelas dores do seu passado".

Parando de se sabotar

Agora eu preciso te fazer uma pergunta que espero que te faça parar para pensar.

Você é dessas pessoas que acham que a vida não dá certo, e na maioria das vezes você coloca a responsabilidade no outro? Hum??? Reflita

O passado
não deve ser
usado para te
acorrentar
a mágoas e
rancores.

um pouquinho. Será que você não está se autossabotando? Assim, de repente você nem está percebendo, mas você pode estar sendo o seu maior inimigo!

O autossabotador procrastina, acha que tudo vai ser difícil, que isso não é para ele. Não tem maturidade para enfrentar a vida. Mas, calma. Se você se identificou ou identificou alguém, dá para mudar. Mas tem que querer. Você quer mudar?

Vou te dar três dicas para isso:

1. Descubra o que te leva a procrastinar, a adiar seus sonhos e a se colocar em segundo plano. Foi um trauma? A opinião de alguém? Tente descobrir qual foi o gatilho que te fez pensar assim. Pode crer que algo aconteceu em algum momento da sua vida, e lembrar o que foi vai te ajudar a mudar isso.
2. Procure fazer o que te deixa feliz e te dá prazer, assim as coisas ficam mais fáceis.
3. Trabalhe a sua autoestima. Ela é tudo. Autoestima tem a ver com você se amar e se aceitar do jeito que é, sem depender da aceitação de ninguém. Se você não se aceita, não se gosta, vai ficar difícil. Quando a gente se gosta, se sente mais forte e mais segura para fazer o que quer.

Agora é a hora! Use o espaço a seguir para escrever como você se sente consigo mesma. Se ama? Se acha capaz? Se sente forte? Escreva a forma como você se vê, as atitudes que precisa tomar para ir mais longe e aceitar a si mesma.

E quando nada dá certo?

Já falei aqui várias vezes da importância da decisão e da atitude. Na questão de tomar coragem e mudar a própria vida. Mas, gente, em nenhum momento disse que é fácil ou rápido. Tudo na vida requer paciência.

Ultimamente, tenho recebido muitas mensagens diárias de mulheres dizendo: "Monique, eu preciso me reinventar, transformar a minha vida, preciso recomeçar e ser feliz de alguma maneira". Depois que eu virei a chave e transformei a minha vida, não tenho a menor dúvida de que você pode também. A questão é que queremos soluções mirabolantes, algo que mudará a nossa vida imediatamente.

Muitas vezes, quando o processo é demorado, podemos pensar: "Por que será que nada dá certo pra mim, o que será que acontece comigo que tudo é tão complicado?". Eu vou te falar que nada na vida vem fácil. Tudo é uma construção, é um processo. A gente precisa fazer a nossa parte e precisa aprender a esperar.

Não adianta ter pressa. As coisas acontecem na hora que elas têm que acontecer. O importante é que você se mexa, não fique esperando, faça a sua parte. Esteja consciente de que está batalhando para alcançar o seu objetivo. Tenha calma, paciência, continue no caminho, no foco. E espere o tempo para amadurecer. O tempo da construção. Tudo vai acontecer na hora que tiver que acontecer.

Mas, me diga, você já se pegou pensando que na sua vida nada dá certo? Que você não alcança resultados? Acredito que sim e confesso que também já me fiz esses questionamentos. Bom, um dos principais motivos que nos fazem ter a sensação de que na nossa vida nada dá certo é o hábito de fazer coisas demais ao mesmo tempo. Quando estamos muito dispersas, dificilmente geramos resultados.

Jean-Philippe Lachaux, pesquisador do Laboratório de Pesquisas Cognitivas do Inserm (Instituto Nacional de Saúde e Pesquisa Médica), em Lyon, e autor de livros que falam de questões de foco e atenção, desmonta o mito do "cérebro multitarefa" e explica o motivo para não conseguirmos fazer várias coisas ao mesmo tempo, ao contrário do que acreditamos.[3]

Nesses tempos em que estamos cada vez mais envoltos em tecnologia, há estímulos competindo pela nossa atenção, o que anda perturbando nossa capacidade de concentração. Isso acontece porque, ao contrário da crença, o cérebro não consegue realizar duas tarefas intelectuais ao mesmo tempo.

Sabe aquele amigo que jura de pé junto que consegue conversar com alguém ao mesmo tempo em que não desgruda do celular? Então, de acordo com Jean-Philippe, precisamos desconfiar dele. É bem capaz que esse amigo não esteja prestando atenção em nada da conversa. Está comprovado que o cérebro não é multitarefa. Para realizar mais de uma ação, mesmo que pareçam concomitantes, o ser humano precisa interromper brevemente uma para fazer a outra, e essa é uma das razões para as pessoas não conseguirem alcançar os resultados desejados.

Isso já aconteceu comigo, eu fazia muita coisa ao mesmo tempo, tinha muitos objetivos e queria colocar em prática tudo de uma só vez. Eu fazia tudo, mas, na verdade, não me concentrava verdadeiramente em nada. E acabava sempre me questionando: por que as coisas não dão certo? A resposta era falta de foco. Quando a gente não foca, quando não coloca atenção, os resultados não aparecem. E eu aprendi à base do sofrimento, à base da dor.

Para te ajudar a não passar pelo que passei, vou compartilhar contigo quatro pontos importantes para que você comece a ver seu esforço sendo recompensado. Vamos a eles?

1. **Foco**: decida qual área da sua vida precisa de mudança, e coloque toda a sua energia nela. Concentre-se naquilo que quer mudar, naquilo que quer fazer acontecer. Sei que você deve ter vários

---

[3] NEUROCIENTISTA francês desmonta mito do "multitarefa" e explica mecanismos cerebrais da atenção. *G1*, 13 mar. 2018. Disponível em: https://g1.globo.com/ciencia-e-saude/noticia/neurocientista-frances-desmonta-mito-do-multitarefa-e-explica-mecanismos-cerebrais-da-atencao.ghtml. Acesso em: 16 maio 2023.

objetivos, e não será necessário abandoná-los, apenas escolha um e deixe os outros temporariamente de lado.

2. **Planejamento**: planeje o que você precisa fazer, trace estratégias para alcançar seu objetivo. Quais são os caminhos possíveis e quais são os mais adequados. O planejamento pode ser útil para não perder tempo com coisas desnecessárias.
3. **Atitude**: tenha coragem e dê o primeiro passo. Às vezes, uma pequena ação já te dá indícios do que pode dar certo. Uma dica importante é começar de forma simples e ir dedicando mais energia aos pouquinhos. Desse jeito, os pequenos resultados virão, e será um incentivo para você seguir adiante.
4. **Paciência**: saiba esperar o tempo de maturação das coisas. Tudo na vida é uma construção, é um processo. É preciso fazer a própria parte e aprender a esperar. O importante é que você se mexa e foque em seus objetivos.

Agora eu queria lembrar que você precisa estar atenta. Às vezes, no meio dessa construção, aparece uma solução que não é exatamente a que você quer, mas ela pode fazer parte do processo.

As pessoas ficam tão preocupadas com o resultado, "ah, eu quero isso", "ah, eu quero encontrar um grande amor" ou "eu quero um novo trabalho", que, às vezes, deixam passar uma opção que, no começo, parece não ser a ideal, mas é a que está disponível no momento. Ela pode ser parte do processo que ajudará a alcançar o resultado pretendido.

Por isso, fique atenta para enxergar se as portas que estão se abrindo não são portas que você precisa atravessar para chegar exatamente aonde deseja. Vai abrindo uma por uma. Vai seguindo o caminho. Só vai! Você vai chegar lá.

A sua vida é decidida aqui e agora. Você, tempos atrás, escolheu um estilo de vida: pode ser que se dedique à família, ao trabalho, que não tenha tempo para si e pode ser também que viva reclamando disso. Não está feliz, está frustrada, pois não foi isso que você sonhou para a sua vida lá atrás.

Eu te pergunto: o que falta para você dar adeus a esse estilo de vida atual? Falta tempo, dinheiro, apoio? Em alguns momentos da minha vida, eu usava essas desculpas, e precisei reagir e ter coragem. Às vezes, penso que quando damos desculpas para não arriscar, é porque, lá no fundo, temos medo da frustração. No meu caso, eu estava frágil: não queria enfrentar mais uma derrota. Mas quando entendi que isso tudo o que eu falava eram desculpas que eu dava para não sair da minha zona de conforto, fui lá e arrisquei. Sim, foi um risco. Mas ter coragem traz riscos.

E no meu caso deu certo, a minha vida se transformou.

Eu tinha medo, insegurança, fragilidade... sentia tudo isso! Mas nada me segurou.

Só fui. Se você não for, não vai saber se vai dar certo. E pode acreditar: daqui a alguns anos, você vai sofrer muito por não ter arriscado. Comece agora e lembre-se: tudo demanda tempo de construção.

Recapitulando:
- viva no presente e planeje o futuro;
- use o passado como aprendizado, não fique presa a ele;
- pare de procrastinar, a hora é agora;
- na vida, nada vem fácil, tudo é uma construção, um processo, então, aprenda a esperar;
- você não é multifunções, trabalhe o seu foco;
- esteja preparada para as surpresas, elas podem te surpreender.

Vamos praticar um pouquinho mais? Agora vai ser um exercício de memória! Pense em algo que você queria muito alcançar, mas que o processo foi cheio de altos e baixos, uma luta danada. Só que, lá no final, você conseguiu conquistar seu objetivo, apesar dos pesares. Escreva tudo aqui. É bom relembrar as lutas que tivemos para sabermos que imprevistos acontecem, e que precisamos lidar e aprender com eles. Aproveite e escreva também o que teria feito de diferente. Lembra de quando eu falei dos testes? Era isto que eu queria dizer: usar o passado para planejar o futuro.

_____

_____

_____

_____

_____

_____

_____

_____

_____

_____

_____

_____

_____

_____

_____

_____

_____

_____

_____

capítulo 7

Relacionamentos

Prender-se a coisas que não estão dando certo e não agregam em nada costuma fazer um baita estrago na nossa vida, então é bom desapegar de tudo o que está atravancando a sua vida, sejam pessoas ou coisas. Neste capítulo, além de te mostrar como fugir disso tudo, vou falar da importância de não comparar sua vida com a dos outros, de criar expectativas impossíveis de ser alcançadas. Vem comigo?

Como vencer a rotina no casamento

Uma das reclamações que mais escuto é: "Meu relacionamento está muito ruim, mas não quero me separar, pois ainda amo meu parceiro (ou minha parceira)". Quando o casamento cai na rotina, vamos combinar que é muito ruim. É péssimo estar com a pessoa que você ainda ama numa relação morna, muitas vezes sem cuidado, sem carinho, sem atenção.

O mais interessante é que no início de um relacionamento a gente só quer mostrar nossas qualidades, o nosso melhor. Tudo é lindo. Mas, com o tempo, a preocupação de mostrar o nosso melhor, o seu melhor, acaba. O que aconteceu? Bom, a gente tá aqui falando de como se reinventar, certo? Então a gente também precisa se reinventar no nosso relacionamento, com o objetivo de resgatar o amor, o relacionamento antes que seja tarde demais.

Muitos dos casais que se separam o fazem porque deixaram o casamento cair na rotina. Não cuidaram, não se preocuparam em "regar o amor", como eu gosto de dizer. E eu quero dar algumas dicas de como tentar resgatar ou manter acesa essa chama antes que ela se apague.

Em primeiro lugar, precisamos falar sobre rotina. A gente fica preocupada de o casamento não cair na rotina; no entanto, a nossa vida é praticamente uma. A vida é acordar, trabalhar, estudar e cuidar da casa, ou seja, *rotina*. E, no entanto, quando falamos em casamento, cair na rotina não é legal. Já repararam como a rotina faz o encantamento sumir, faz tudo perder a graça? "Tá bom, Monique, e como que faz para não perder esse encantamento?"

Como eu falei há pouco, quando a gente namora, mostramos apenas o nosso melhor para o outro; na ânsia de conquistar, a gente não mostra defeito, a gente não se expõe, mostramos só nossas qualidades. Temos curiosidade em relação ao outro. É ou não é? Você não quer saber tudo dele, tudo o que ele pensa, tudo que ele gosta, como ele se sente? A gente tem uma baita curiosidade em relação ao outro. E somos também muito criativas, estamos tentando sempre fazer programas diferentes e criar momentos incríveis. Ou seja, no namoro a gente faz o nosso melhor para conquistar, e, depois que conquistamos, o que acontece? Vem aquela crença de "pronto, já está conquistado". Depois da aliança, então... A maioria das pessoas acha que a conquista está feita e passa a investir menos no relacionamento. Daí para a frente só piora: vêm os filhos, as preocupações cotidianas, coisas do trabalho... É tanta coisa que você acaba se descuidando com aquela pessoa – até porque você já acha que ela é "sua" – e acaba despendendo menos tempo pra ela e priorizando outras demandas.

Outro dia, vi uma entrevista que achei muito interessante. Era um quiz com um casal que já estava junto há mais de dez anos, e eles precisavam dizer coisas referentes aos gostos um do outro. Adivinha só: eles erraram quase tudo!

E onde eu quero chegar com isso? Há dez anos, quando se conheceram, eles tinham curiosidade sobre o outro. Queriam saber o prato preferido, a viagem perfeita, o filme inesquecível e muito mais. Dez anos se passaram e eles não acompanharam as mudanças um do outro. Um exemplo? Uma das perguntas feita na entrevista foi sobre o prato preferido de cada um, a esposa deveria dizer o prato preferido do marido e vice-versa. Ela respondeu: "A comida que meu marido mais gosta de comer é hambúrguer"; e ele replicou: "Como assim?! Meu prato preferido é macarrão com frutos do mar!". Entenderam? Hambúrguer era o prato preferido dele dez anos atrás.

E o que isso significa? Que a curiosidade acabou. E, cá entre nós, isso não deveria acontecer. É importante que a gente acompanhe as mudanças de cada um; as pessoas vão mudando com o tempo e, definitivamente, não se pode perder essa curiosidade. Você sabe, hoje, as preferências de seu parceiro ou parceira? Vamos nos atualizar?

Mais um: criatividade. Por que acaba? Por que pararam de criar momentos especiais? Temos que tentar criar momentos especiais para o casal. Uma viagem a dois, um cineminha, um jantar – não precisa ser coisa cara. Mas é importante não negligenciar a criatividade.

Outra coisa que também acontece nos casamentos de muito tempo é parar de beijar na boca. Se você está num relacionamento há muito tempo, repara: perdemos o hábito de beijar. Tem casal que nem na hora do sexo beija na boca. Cadê aquele beijo de horas que a gente dava no início? Parece bobagem, mas não é. São detalhes importantes que, somados, farão toda a diferença. A rotina, a falta de criatividade, a falta de curiosidade e a falta de cuidado podem levar seu casamento para uma crise complicada. Se você não reagir a tempo, pode ser tarde demais. Se ainda existe amor, você precisa se reencontrar com a pessoa que está com você há tanto tempo. Uma sugestão para o pontapé inicial para este "resgate" pode ser tomar uma iniciativa. Chame seu parceiro ou parceira para um jantarzinho; que tal sugerir uma brincadeira, cada um tentando adivinhar os gostos do outro hoje. Vai ser divertido, acredite!

Agora, atenção: cuidado com o ruído na comunicação. "Como assim, Monique?", você pergunta. O ruído na comunicação acontece quando você fala uma coisa e a outra pessoa entende diferente. Sempre é bom se certificar: "Você está falando isso?", ou "Você pensa assim?". São pequenas coisas que ajudam a resgatar um relacionamento.

Sabe aquelas gentilezas que você fazia antigamente (tenho certeza de que no início você fazia!), onde estão? As coisas pequenas que fazem toda a diferença... Você está no trabalho, sai pro almoço e vê aquele chocolate que ele gosta – ou qualquer outra coisa que a pessoa gosta. Compra! Todo mundo gosta de ser lembrado, de ser cuidado. Cuidado com o outro é a palavra-chave!

Agora vamos às dicas práticas para resgatar esse relacionamento que é tão precioso para você?

1. Respeito é fundamental e eu gosto

Respeito em todos os sentidos e, principalmente, em relação a ambos se aceitarem como são. Um dos maiores destruidores de qualquer relação é a vontade de querer transformar a outra pessoa em uma idealizada por você. Isso aconteceu comigo durante os oito anos do relacionamento abusivo. Ele tentou me transformar numa pessoa que eu não era. Eu não sei se já falei, mas eu tenho uma tatuagem – e eu não podia usar roupa mostrando ela, só podia usar calça comprida e blusa de manga. Também não podia falar alto, não podia sorrir demais... Que amor é esse, que quer mudar a gente a todo custo? Hoje eu posso falar que estou com um marido que me ama do jeito que eu sou. E, confesso: este foi um dos itens que escrevi na cartinha – queria alguém que me amasse do jeito que sou. Não se esqueça de que relacionamento é uma via de mão dupla, ou seja, tudo que estou falando vale para os dois; se só você age, só você cede, uma hora não vai mais aguentar.

Muitos casais brigam bastante porque não respeitam o jeito do outro de ser e de pensar. Ele pensa diferente de você? Qual o problema? Para que tentar fazer o outro pensar como você a qualquer custo? Vou dar um exemplo: e se eu tenho uma opinião formada sobre algo e o maridão acha outra coisa, tem outra opinião, qual o problema disso?

A gente conversa e, quando há divergência, paramos por ali. Eu não vou tentar convencê-lo da minha opinião e muito menos ele vai tentar me fazer mudar. Eu o amo do jeito que ele é, com as opiniões que dizem respeito à jornada dele – e tudo bem. O problema é que muitas vezes você quer que o outro pense e seja do jeito que você é. Isso não vai dar certo, pode anotar.

2. Admiração

Quando entramos em um relacionamento, achamos o máximo tudo que o outro faz, até mesmo a pessoa dar uma cambalhota – e a gente inclusive pensa *uau, que demais, ela dá cambalhotas!* Este exemplo é só pra ilustrar como a gente fica no começo, quando tudo é lindo. O tempo vai passando e, se a gente não cuida, vai perdendo a admiração com o que a outra pessoa faz. E aqui cabe a minha opinião: se você não admira a pessoa com quem você está, fica difícil continuar.

"Monique, me identifiquei com o tema e, por aqui, acabou mesmo a admiração. O que eu faço?" Bom, isso não dependerá só de você; vai precisar de diálogo, de boa vontade de ambas as partes e, principalmente, de sinceridade: "Eu não te admiro mais. Eu te admirava por isso, por aquilo e por aquilo outro e hoje você mudou, é uma pessoa diferente. Mas eu quero voltar a te admirar. Eu quero voltar a sentir aquela paixão que eu sentia, o que podemos fazer pra melhorar?". Pergunte se a outra pessoa ainda te admira: "O que eu posso fazer para resgatarmos nossa relação?". Diálogo é a chave de tudo, mas não se esqueça do que já falei: dialogue sempre se certificando do que a outra pessoa está falando, pra não causar um ruído na comunicação, senão a conversa que tem o intuito de ajudar acaba saindo como um "tiro pela culatra", pois se transformará numa batalha de críticas – e isso está longe de ser o objetivo.

3. Cuidado

Cuidar não é paparicar o tempo inteiro. Quando falo em cuidado, falo em olhar com cuidado. Fazer uma comida que ele gosta, ir a um programa que ela está a fim em vez do seu preferido, dar uma lembrança fora de hora ou até escutar sobre seu dia com interesse. Mas, atenção: deve ser recíproco. Então, que tal pedir a seu parceiro ou parceira para ler este capítulo também, ou, quem sabe, lerem juntos?

4. Parceria

Já ouviu a expressão "tudo junto e misturado"? É exatamente isso. Você deve chegar junto, sempre. *Estou mal, ele me coloca para cima; ele está mal, eu o coloco para cima.* Não minimize o sentimento do outro, mesmo que você não concorde ou não se sinta da mesma forma. Ser parceiro é ser capaz de se colocar no lugar do outro. Vamos combinar que, se a empatia é importante para a vida, imagina dentro do casamento com a pessoa que você convive, às vezes, vinte e quatro horas por dia.

5. Sexo

Não dá pra se acomodar, não podemos nos esquecer do sexo. Na minha humilde opinião, relacionamento sem sexo ou com sexo morno está fadado ao fracasso. Por quê? Porque sexo é parte da relação. É até complicado falar deste assunto, porque nós, mulheres, muitas vezes estamos num momento complicado. Vamos combinar que, neste quesito, mulheres e homens, na maioria das vezes, são bem diferentes. Para o homem, o sexo está "nas partes baixas" e, para a mulher, o sexo está na cabeça. A gente está preocupada com filhos, está chateada, está com problemas, e qualquer coisa já quebra o clima e desanimamos de dar uma namorada. Já o homem, não. Está chateado, cansado, triste, com raiva, não importa, muitas vezes eles querem o sexo até como uma maneira de descarregar. Converso com muitas mulheres sobre o tema, e praticamente todas relatam que tudo é pretexto para o homem querer transar. Para complicar a nossa vida ainda mais, não podemos descartar a questão hormonal. Menstruação, menopausa, fases que atuam diretamente no nosso humor e, principalmente, na nossa libido – quem está na menopausa sabe como fica difícil querer transar neste momento. Aquela pessoa que você ama te procura e você não tem vontade. E não é a pessoa em si, são seus hormônios alterados. Sinto te dizer que você precisará cuidar disso. Como? Antes de mais nada, procurando ajuda profissional. A reposição hormonal é tudo de bom – eu faço reposição de testosterona, estradiol e progesterona bioidêntica. Caso não possa, procure opções naturais. Tem opções naturais que dão um gás nessa libido: maca peruana, *Tribulus terrestris*, feno grego, ginkgo biloba, entre outras. Procure ajuda de um profissional e veja qual é a mais adequada para você.

Mas muita coisa não está relacionada somente a questões hormonais. A cabeça também precisa estar bem. Como? Encontrando um "meio-termo". Vamos lá: você com libido de menos, ele com libido de mais. Como que resolve? Se você negar sempre, será uma questão pra ele. Você se obrigar a fazer? De jeito nenhum, né? Deus nos livre de transar sem vontade! Novamente, vai ser preciso diálogo e franqueza, falar com clareza e tranquilidade sobre o assunto. Cada um terá que procurar entender o outro e suas necessidades.

Pensando como mulher, tenho algumas dicas. Antes de mais nada, tente sozinha, buscando dentro de si mesma aquela paixão, aquele tesão que você sentia lá atrás. Na hora do namoro, pare, se concentre, busque aquilo que você já sentiu um dia. Tomem um vinho, assistam a um filme, façam algo para entrar no clima. Namorar é preciso! Já ouviu um ditado que diz assim: "Sexo, quanto mais se faz, mais se quer, e quanto menos se faz, menos se quer"? Então, se nesse momento vocês não estão dando umas namoradas, não se esqueça: se não se cuidar, vai acabar tudo minando. Assim, resgate isso dentro de você. Repito: não estou dizendo para você fazer algo que não quer e namorar sem vontade. Estou dizendo que você precisa se esforçar, pois às vezes a falta de libido está muito mais na nossa cabeça do que na menopausa, por exemplo, e por isso te oriento a procurar ajuda caso você não melhore sozinha. Quem sabe uma terapia individual ou até uma de casal?

Ressalto também que existem casais que não transam mais porque ambos não querem. Está tudo bem, cada casal sabe o que é melhor pra si. Toda esta orientação é para os casais que ainda estão "ativos".

6. Amor

Este é o principal e o mais simples de falar. Existe amor? Então faça o possível e o impossível para resgatar o relacionamento. Mas, se não existe mais amor... não sei por que você ainda está nesta relação. Nunca se esqueça de que você tem a chance de ser feliz, de se apaixonar novamente. Digo e repito: para quem sabe tomar decisões, há um mundo de oportunidades esperando lá fora. Vai ficar acomodada em uma relação mais ou menos, de saco cheio da sua rotina? Não faz sentido!

E, para finalizar este tema, quero reforçar que o diálogo é o ponto crucial na relação. Um diálogo carinhoso, assertivo, com o objetivo de colocar na mesa tudo que você está sentindo e dando espaço para a outra pessoa também se colocar. É possível resgatar um casamento, é possível reacender a chama da paixão – mas os dois precisam querer.

Vivendo um relacionamento abusivo

Contei para vocês no primeiro capítulo a minha experiência com um relacionamento abusivo que vivi por oito anos. Ficou muito claro para mim que, antes de entrar nessa relação, eu estava carente, com a autoestima baixa, sem propósito de vida e por isso acabei entrando, e ficando, nesse relacionamento. Eu aceitava que ele me diminuísse, aceitava que tentasse me transformar na pessoa que idealizava, aceitava que mudasse meu jeito de vestir, de agir. Aceitei que ele me transformasse numa pessoa que eu não era e nem queria ser.

Na época, eu não percebia que estava numa relação abusiva. Sabe por quê? A gente não enxerga, já que eles justificam seus atos e atrocidades como "forma de amar". Sim, eles falam "faço isso porque te amo". E a gente vai se deixando seduzir, sendo enrolada e não acredita que *sim, estamos num relacionamento tóxico e abusivo*.

Atualmente, todos os dias recebo dezenas de mensagens de seguidoras que estão passando por relacionamentos tóxicos; pessoas que sofrem há anos com parceiros (ou parceiras) narcisistas e que não conseguem sair da relação. E isso acontece por várias razões. A mais comum é a carência e a baixa autoestima, que foi o meu caso.

Eu acabei acreditando que eu era mesmo "burra, idiota, imbecil e babaca", como ele me chamava, e deixei de acreditar no meu potencial. Ficar com ele era melhor que correr o risco de ficar sozinha. A gente aceita crítica, a gente aceita ofensa, a gente aceita tudo porque não se acha capaz de conseguir algo melhor. A gente passa a aceitar o que não dá para aceitar de jeito nenhum.

Só que, hoje, eu vejo que isso tudo era coisa da minha cabeça. Não, eu não era burra, nem idiota, nem imbecil, e muito menos babaca. Ele me fez acreditar nisso, e passou a ser a minha verdade. Olha que louco!

Se você se identifica com o que estou te contando, precisa se cuidar imediatamente! Talvez precise pedir ajuda, porque no momento que você começar a se enxergar, ver quem é de verdade, não vai tolerar mais nada disso!

Agora, vamos fazer um aparte aqui? Você viu que eu falei de pessoas narcisistas. Bem, na maioria dos casos, quem age desse jeito com outras pessoas são os narcisistas, e eu vou trazer aqui para você o que é o narcisismo e te contar como são essas pessoas. Se sofre com um relacionamento desses, você vai poder identificar se ele (ou ela) é um narcisista.

Convivendo com um narcisista

Primeiro quero te explicar o que é o narcisismo.

Narcisismo, também conhecido como Transtorno de Personalidade Narcisista, é um desvio que afeta a mente da pessoa por completo. Isso quer dizer que o narcisista pensa, sente, se percebe e interage com o mundo de maneira diferente da maioria das pessoas. Nem todo narcisista é igual, e os traços podem aparecer de diferentes maneiras. Uma característica muito presente nessas pessoas é a insegurança. Por fora, são fortes e seguras, mas é só fachada. Eles não hesitam em diminuir o outro para se sentir superiores. Na verdade, além de inseguros, não têm amor-próprio.

O narcisista se acha melhor que os outros. Se acha esperto, megainteligente. O meu ex chamava quase todo mundo de medíocre. Nunca esqueço que, depois que terminei minha relação com ele e comecei a namorar meu atual marido, numa das vezes que ele ainda me procurava para tentar voltar, perguntou quem era meu namorado. Eu disse: "É um cara normal". Sabe o que ele respondeu? "Ah, deve ser um desses medíocres que tem por aí." O mais doido é que ao mesmo tempo que nitidamente ele era muito inseguro, ele se fazia parecer superior. Imagina o conflito? Quem convive é quem sofre...

Ah, sim! O narcisista é especialista em esconder os próprios defeitos. E sabem como ele consegue isso? Porque esbanja carisma. E ainda vou além: é alguém agradabilíssimo para a maioria das pessoas. Mais uma característica do narcisista: ele precisa ser o centro de tudo e de todos. Ele quer atenção, acha que tudo de bom que acontece é porque ele fez algo para isso, e tem dificuldade de reconhecer que outras histórias são tão importantes quanto a dele.

Pessoas com esse transtorno não gostam de ser contrariadas, tudo tem que ser do jeito delas. E se não sair conforme querem, estouram: agridem com palavras, ofensas e, em muitos casos, fisicamente (quero ressaltar que não fui agredida fisicamente).

Narcisistas não têm nenhuma empatia. Não conseguem, de jeito nenhum, se colocar no lugar do outro. Por isso são tão rudes e agressivos. E, para terminar, eles se colocam no papel de vítima. Dão desculpas para determinados comportamentos e os atribuem às injustiças da vida. Ou seja, se fazem de vítima mesmo.

E aí? Conhece alguém assim? Já passou ou passa por isso? Vou te dizer, conviver com alguém assim é desesperador. Mas, hoje em dia, como muito se fala do tema, é mais fácil para vermos se estamos numa situação dessas e termos condições de sair dela.

O primeiro conselho que te dou é: ouça as pessoas. Muitas vezes não enxergamos que estamos vivendo isso, mas, vai por mim, as pessoas que te cercam sabem. Então se um dia alguém te der um toque, ouça. Pense. Avalie. É mais fácil enxergar de fora.

O segundo é: peça ajuda, se abra. Sozinha fica muito mais difícil, ainda mais quando o motivo por que você não consegue sair da situação é financeiro. Se você depende dele, a ajuda será essencial para você recomeçar. Independentemente do motivo que dificulte a sua liberdade, ajuda emocional ou financeira sempre serão bem-vindas.

Não aceite passar por isso, e lembre-se: ficar procrastinando e adiar uma atitude é perda de tempo. A vida é preciosa demais, e você precisa ter a exata noção de quem é e do que é capaz. Nunca se contente com menos do que merece. E você merece muito!

Nunca se contente com menos do que merece. E você merece muito!

Amizades tóxicas

Quem aí já teve ou tem (ui) uma amizade que só te critica, não comemora suas conquistas, fofoca sempre seus segredos, que nunca te incentivou a ir adiante?

Não é só o relacionamento amoroso que é tóxico, existe muita amizade tóxica por aí!

A amizade tóxica é aquela com alguém que no fundo, ou no raso mesmo, não nos faz bem. Enquanto estamos juntos, não conseguimos sentir prazer, só ficamos chateadas, irritadas e, muitas vezes, cansadas de tanto que essas pessoas sugam nossa energia.

Sim, eu ouço muitas pessoas dizendo assim: "Puxa, aquela pessoa é pesada, só vive reclamando, ela me suga".

Atenção: aquela pessoa te suga porque você deixa!

Verdade, se você não der oportunidade, ela não fará isso. E o mais doido é que, muitas vezes, a gente até gosta delas. É complicado porque costumam ser pessoas com quem convivemos a vida toda. Em um caso desses, o que se pode fazer?

As amizades têm um grande impacto na nossa vida. São os amigos que nos ajudam nas horas difíceis, que nos distraem quando estamos chateadas, que elevam nosso humor, que estão com a gente para o que der e vier.

Já conversei com muitas pessoas que não podem contar com a família, e que escolhem os amigos para se apoiar. Por isso é muito importante você saber diferenciar o amigo verdadeiro do amigo tóxico. Até porque a pessoa tóxica não é sempre tóxica, ela sabe ser bacana, agradável e compreensiva. E é isso que acaba nos confundindo: "Ela é ou não é legal? Ela gosta ou não gosta de mim?".

As amizades tóxicas normalmente são interesseiras. Muitas vezes, as escolhas dessas pessoas são baseadas em interesse próprio. Mentem, falam mal pelas costas, acabam te estressando por tantos problemas que trazem. Te cobram, tentam mudar seu jeito de ser, têm inveja das suas conquistas. Ah, claro! Tentam te diminuir para se sentir melhores que você e, com isso, abalam sua autoestima.

E tem um detalhe muito importante: não são só nossos amigos que podem ser tóxicos. Precisamos estar atentas para não sermos essa amizade tóxica.

Na vida temos duas opções: ser uma amiga que constrói ou ser uma amiga que destrói.

> O amigo que constrói agrega, empurra o outro para a frente, para crescer. É aquela pessoa que enxerga o bom nos outros, que não age apenas por interesse. É empático, confiável e está sempre grato pelas pequenas conquistas.
> Agora, a pessoa que só reclama, que critica a tudo e a todos, que fica falando mal de todo mundo, que se sente frustrada quando um amigo conquista algo... essa pessoa só destrói.

"Tá bom, Monique... Eu convivo com uma pessoa assim. O que eu faço?"

Das duas uma: ou você tenta conversar e ajustar as coisas, ou você se afasta.

Se você realmente gosta dela, então a chame para uma conversa e conte o que está sentindo. Não faça acusações, diga apenas como se sente. Veja se ela está passando por momentos difíceis e ofereça ajuda. Faça sua parte, e observe a reação da pessoa. Agora, se não for possível resgatar a amizade, e ela não entender seu ponto de vista, só há uma opção: se afaste desta pessoa.

Se você acha que se trata de uma pessoa diferente demais de você, escolha ficar com quem compartilha dos seus ideais. Pessoas destrutivas são como âncoras: te param e puxam para baixo.

Agora, olha só, sei que é difícil se afastar de pessoas que fazem parte da nossa vida, mas, vai por mim, se quer uma vida leve e de sucesso...

Essas pessoas não vão te deixar ter isso. Tome uma atitude, e vai ver a sua vida decolar.

Ah! E quanto a você, nunca se esqueça, você tem duas opções: construir ou destruir.

Qual você escolhe?

Encontrando um grande amor

Se estiver querendo encontrar um grande amor, independentemente da sua idade, quero falar com você. Uma das coisas que mais atrapalham na hora de encontrar uma pessoa bacana, de ter um novo relacionamento, são suas próprias crenças. "Como assim, Monique?" Sabe aquela coisa de dizer "homem é tudo igual" ou então "ahhh, ninguém quer compromisso sério" ou então "as pessoas legais já estão todas comprometidas". Gente, isso tudo é crença! Você fala: "Eu quero encontrar alguém legal" e até procura, só que na sua cabeça fica passando essas crenças que te limitam e com certeza afastam essa pessoa legal.

Quando eu quis encontrar meu verdadeiro amor, acreditei que esse cara existia. Acreditei tanto que segui a dica da mamãe e fiz a tal cartinha para o Universo, eu te contei dela no primeiro capítulo. Eu fiz uma listinha com tudo o que eu queria num homem, lia e me concentrava nela todos os dias. E o que aconteceu? Eu encontrei o meu amor!

E, olha, já dei essa dica para várias mulheres, e juro, dá certo. Então, você, mulher ou homem que está lendo estas linhas agora e quer muito encontrar um grande amor, vamos lá? Que tal testar a listinha?

Vou facilitar a sua vida, e você poderá listar tudo aqui abaixo. Mas não se esqueça: coloque tudo o que você gostaria de encontrar nessa pessoa (vale aparência física, jeito de ser, do que deve gostar, manias aceitáveis, coloca *tudo* mesmo). E aí, todos os dias à noite, leia, se concentre e se veja com essa pessoa. Vai dar certo. Ela vai chegar. Eu lia a minha toda noite e ainda rezava para o destino dar uma forcinha. Pare agora mesmo de pensar nas crenças que eu citei e diga: "Essa pessoa existe, e eu vou encontrá-la!".

Antes de terminar este capítulo, eu queria te contar uma coisa sobre mim: eu comecei a namorar com 16 anos. Tive alguns namorados, tive o tal relacionamento abusivo de oito anos, e encontrei meu marido aos 31. Já contei que o conheci depois de fazer a cartinha, que foi lida durante quase um ano, e ele apareceu: meu marido, o homem da minha vida.

Depois de tantos relacionamentos que não deram certo, fiquei questionando qual a diferença dessa relação que deu certo para tantas outras que não deram. E vou te contar a que conclusão cheguei: eu consegui a tranquilidade!

Eu nunca tinha tido um amor tranquilo. Sempre havia cobrança, ciúme, insegurança, joguinhos... Essas coisas que muitas vezes a gente acha que faz parte do relacionamento, mas que não, não fazem. O relacionamento bacana e que vai te completar é tranquilo. É um relacionamento em que você confia na pessoa, a pessoa confia em você, você tem a sua vida, ela tem a vida dela e vocês, juntos, têm uma só. Vocês se agregam, se ajudam, se somam. São felizes juntos! Qual sentido de ter um relacionamento em que se vive brigando? Vai por mim: o amor verdadeiro é tranquilo. Os dois ficam em paz.

Se a pessoa não te valoriza, não faz questão de estar contigo, e quando está com você, está sempre pensando em outras coisas ou no telefone, nunca está de corpo e alma com você, com certeza ela te faz infeliz. E se isso acontece, vai por mim, está errado.

Você precisa ser a prioridade, precisa ser valorizada, se sentir especial. E se não se sente assim, desculpa, mas esse não é um relacionamento bacana para você. Porque relacionamento bacana é aquele que faz você se sentir valorizada, amada. Eu tenho vinte e quatro anos de relacionamento e ainda me sinto especial.

Desapegando de coisas/pessoas

Você é uma pessoa apegada? Nós temos o hábito de nos apegarmos muito a pessoas, coisas e objetos. E a gente se apega porque gosta, porque nos faz bem, porque nos traz boas emoções e recordações. Quantas vezes a gente se apega a coisas que nem usa mais? E por quê? Porque provavelmente aquilo que está ali nos liga ao passado, a situações que nem existem mais, mas estamos acorrentados a elas.

Ao longo da minha vida entendi que desapegar de coisas, ou até mesmo de pessoas, faz com que novos ciclos se iniciem. No caso das coisas, além de dar um ar de novo, de limpeza, o desapego gera um ciclo: você desapega e você recebe. Já no caso de pessoas, abrir mão das que te atrapalham, que te colocam para baixo, só faz a sua vida andar para a frente, sem âncora nenhuma tentando te parar.

Mas desapegar nem sempre é tão fácil, pois o primeiro sentimento que encontramos ao desapegar é o sofrimento. Nós sofremos porque muitas vezes dependemos daquilo: de um objeto, de um animal, de uma pessoa.

Na hora de deixar ir, normalmente vem aquela sensação de que você pode precisar. Mas vamos parar e pensar: será que precisamos mesmo daquilo ou de uma pessoa que não nos faz tão bem quanto imaginamos?

Vai por mim: quando escolhemos nos desapegar de algo ou alguém, por qualquer motivo que seja, as coisas começam a fluir.

Bens materiais e pessoas podem nos cegar. Muitas vezes achamos que não vivemos sem eles, mas quando criamos coragem para deixar ir, somos surpreendidas. A vida continua, e muito mais leve.

Deixar ir abre caminhos, faz substituições, renova os ares e também a sua vida. Eu tenho uma história que ilustra um pouco isso. Quando a minha filha era pequenininha, eu tinha feito um enxoval de princesa. Gastei o que eu pude e não pude com a Victória. Eu só comprava roupa linda pra ela! E ela ia perdendo as coisas, tinha roupa que nem conseguiu usar, mas eu guardava tudo.

Primeiro, porque me trazia boas lembranças e, segundo, porque eu podia precisar, eu queria ter mais um filho. Sei lá quando, mas eu queria. E aí, o que aconteceu? Quando ela fez um aninho, minha mãe falou de uma pessoa que ela conhecia que estava grávida com oito meses e não tinha nada. E era uma menina.

Gente, eu peguei praticamente tudo que eu tinha e dei para essa pessoa! Me lembro que muita gente falou: "Você é louca! Está dando todo o seu enxoval! E se tiver outra menina?". E eu respondia: "Se vier outra menina, a gente se vira".

A questão é que, pouco tempo depois, eu engravidei do meu segundo filho, o Théo. O alívio veio logo, pois, sendo um menino, a maioria das coisas eu não usaria. Era muito vestidinho, coisas mais pra menina mesmo.

Mas foi muito doido, minha comadre estava com um bebê de quase um ano, meu afilhado Nicolas, e quando engravidei do Théo, ela simplesmente chegou pra mim e falou: "Monique, fica com o enxoval todo pra você!". Vocês acreditam? Eu dei tudo, e, logo depois, ganhei tudo. Cada coisa linda de viver!

Eu aprendi algumas coisas com essa situação:

1. Pare de pensar que você pode precisar de "tal coisa" amanhã. Não se sabe nem se o dia de amanhã vai chegar!
2. O desapego de coisas proporciona um bem enorme para alguém.
3. O desapego de pessoas que não te agregam em nada fará um bem danado para você.

Pratique o desapego, renove as energias e lembre-se: quando a gente faz o bem, esse bem volta pra gente.

Quando escolhemos nos desapegar de algo ou alguém, por qualquer motivo que seja, as coisas começam a fluir.

Vamos viajar no tempo agora? Faça um exercício comigo, escreva no espaço abaixo como você se vê daqui a dez anos.

_____
_____
_____
_____
_____
_____
_____
_____
_____
_____

Escreveu? Então agora responda para si mesma: se continuar do jeito que está, acha que conseguirá concretizar o que escreveu?
Fica a reflexão.

Pare de se comparar

Vamos voltar ao tema da comparação, aprofundando-o um pouco mais. Em tempos de internet, não há como deixar de se comparar. O sucesso e a perfeição são instigados todo o tempo. Vidas perfeitas, corpos esculturais, luxo, o vislumbre da perfeição. Aquela vida que você gostaria de ter... mas não tem.

Em alguns momentos, a comparação até pode servir como inspiração e dar motivação. Até aí, tá tudo bem. Mas e quando a comparação traz insegurança e passa a impressão de que os outros estão em uma situação melhor? Quando é assim, ela começa a afetar a nossa autoestima. Sim, a comparação é um dos maiores vilões da autoestima!

A comparação é prejudicial quando você passa a se cobrar para ser alguém que não é. Olha só, é preciso lembrar que as aparências enganam. Toda essa vida a que você assiste nas redes sociais é *produzida* para as redes sociais. Os flagras não são flagras. São fotos milimetricamente pensadas e executadas. Aquela vida das redes sociais, na maioria das vezes, não existe. Até porque, todos têm perrengues, desafios e inseguranças. Só que as pessoas escondem. A gente tem a mania de esquecer a jornada do outro, e aí só vê o resultado: o sucesso. E isso é injusto, porque passa uma impressão equivocada de que você não conseguiu.

Precisamos nos esforçar e parar de achar que aquilo é o certo e que estamos errados. Faça o que for certo para você no momento certo para você. E faça a *sua* caminhada sem olhar para o trajeto do outro.

> **LEMBRE-SE:**
> Sempre vai ter alguém melhor que você em alguma coisa. Essa é a vida, não importa quem você seja. E você também será melhor que alguém em outras coisas. Então não se compare. Foque no seu caminho e na sua história.

Vamos fazer um combinado aqui? A partir de hoje, não se compare com ninguém! Cada um tem a própria história e não tem como comparar! Ah, e ainda tem mais: a comparação não só afeta a autoestima, como também pode gerar ciúmes, raiva, inveja, e isso atrapalha a sua energia e dificulta a conquista dos seus objetivos.

Por isso, respeite o seu tempo, sua história e suas conquistas, e não as compare com as de ninguém.

Pare de esperar a aprovação do outro

E a aprovação alheia? Você tem o hábito de esperar a aprovação do outro? Tem? Então presta atenção: o desejo de ser aceito é natural, todo mundo quer e precisa ser aceito. Até aí, ok. Só que quando isso passa dos limites e você fica sempre preocupado com o que os outros vão achar ou dizer, você acaba se tolhendo, deixando de se arriscar, deixando de tentar algo novo que queira muito. E tudo isso por quê? Por medo da decepção, medo de não ser aprovado ou, ainda, medo das críticas.

Quem busca sempre a aprovação dos outros não percebe que está fechando as portas para várias oportunidades e criando um contexto para a ansiedade, o estresse e a frustração.

> **PAUSA PARA REFLEXÃO**
> 1. Sempre haverá crítica, porque é impossível agradar todo mundo.
> 2. Tente reconhecer suas potencialidades. Busque o autoconhecimento, isso vai ajudar você a acreditar mais em si mesma.
> 3. Evite levar as críticas para o lado pessoal. Entenda se é uma crítica produtiva, ou se é simplesmente um ataque disfarçado.
> 4. Entenda que todas as pessoas são diferentes, e que isso não significa ser melhor nem pior.
> 5. E para terminar: faça por você! Faça o que te realiza e o que te faz feliz.

Aproveitando os momentos mais simples

Voltando ao documentário da Brené Brown, aqui na internet, me deparei com uma questão que a gente não dá conta, mas da qual precisamos

Estamos tão preocupados em viver os momentos extraordinários que não prestamos atenção nos momentos mais comuns.

nos lembrar. Brené fez uma pesquisa sobre luto e perda. Ao perguntar aos participantes da pesquisa do que eles mais sentiam falta, a resposta foi quase unânime: dos momentos mais bobos, das coisas mais simples. Só que são coisas que, no momento em que estão acontecendo, a gente não valoriza.

Vou te dar um exemplo próprio, já que me identifiquei muito com essa resposta. Mamãe adorava ir passear no shopping e comprar alguma coisa para ela. Eu sempre ia, mas, volta e meia, ficava com preguiça e não ia, apesar de ela sempre me chamar. Eu achava chato. Hoje eu sinto tanta saudade disso! Juro, eu daria tudo para ter a minha mãe aqui me chamando todos os dias para ir ao shopping.

Estamos tão preocupadas em viver os momentos extraordinários que não prestamos atenção nos momentos mais comuns. E esta é uma dica importante: nos lembrarmos de que o que é comum, o que é pequeno hoje, pode ser uma coisa de que você vai sentir muita falta amanhã. Por isso valorize cada momento com quem você ama: eles são muito especiais na sua jornada, e com certeza vão fazer toda diferença lá na frente.

Recapitulando:
- ouça quando disserem que seu relacionamento não está legal, muitas vezes quem está de fora tem uma visão bem melhor que a nossa;
- aprenda a identificar um narcisista e se afaste dessa pessoa;
- dê tchau para as amizades tóxicas;
- não seja a parte tóxica da relação;
- peça ao Universo para te mandar alguém bacana, aquela pessoa que vai ser o grande amor da sua vida;
- desapegue! Sem perceber, você vai fazer um bem danado, e o Universo vai te recompensar;

- nada de se comparar com os outros, a internet não mostra os perrengues que as pessoas passam;
- não espere a aprovação do outro, ter medo é normal e esperado;
- valorize os momentos simples, você não sabe quando eles vão acabar, nem a falta que farão.

Hora de colocar em prática alguns aprendizados deste capítulo. Faça aqui uma lista de tudo de que você pode desapegar. Nada de guardar o que não usa e o que não faz bem! E isso vale para coisas, pessoas e experiências.

capítulo 8

Propósito, fé e gratidão

Sei que por boa parte da vida a gente se sente meio perdido, sem saber bem o que fazer, como agir, o que esperar. E mesmo quando a gente tem tudo, fica esperando algo acontecer e acabar com a nossa felicidade. É necessário saber lidar com as adversidades, e é isso que você vai ver neste capítulo.

Você tem um propósito?

Propósito é aquilo que você acorda com sangue nos olhos para fazer. Te traz tanta realização que você faria até de graça. Você já descobriu? Conversando e entrevistando tantas pessoas incríveis, percebi que muitas já descobriram seu propósito. E vi, também, que muitas delas têm vários propósitos. Só que tem também muita gente que é doida para descobrir o seu, e não acha.

Eu já contei que me reinventei aos 50 anos. Cansei de esperar convites para atuar como atriz e resolvi fazer o que me dava prazer. Como sou jornalista e sempre quis apresentar um programa, simplesmente criei meu canal e comecei a entrevistar pessoas incríveis.

Tudo estava indo muito bem, mas exatamente nesse momento que decidi me reinventar, minha mãe desenvolveu uma demência chamada doença de Pick, condição que foi avassaladora e me deixou completamente desesperada.

Eu não sabia o que fazer, não sabia como lidar, achei que minha vida tinha acabado junto com a dela. O diagnóstico da demência veio como um soco na boca do estômago. Trouxe a minha mãe para morar conosco e foi perturbador, pois os comportamentos de uma pessoa com demência são inesperados, você não imagina que aquela pessoa que você conhece tanto possa fazer coisas tão inadequadas. Cabe lembrar que não importa a demência: Alzheimer, frontotemporal, corpos de Lewy, Parkinson, isquemia cerebral, e tantas mais; todas apresentam esses comportamentos inusitados.

Desesperada e sem saber o que fazer, procurei ajuda na internet. Por lá, descobri uma pessoa que tinha uma mãe com Alzheimer há oito anos e que estava maravilhosa. E ela ajudava as pessoas a lidar com essa doença tão difícil. O nome dela é Claudia Alves, e seu canal se chama *O bom do Alzheimer*.

Eu a convidei para uma entrevista e ela me transformou logo ali, durante o nosso encontro. Percebi que estava fazendo tudo errado, e que o meu jeito de lidar é que estava me enlouquecendo. Comecei a aplicar os ensinamentos dela, e tudo mudou.

Meu Deus, como podia ser leve! Mas sem conhecimento, era impossível. Só o amor, infelizmente, não basta. É preciso entender as demências, pois se não sabemos o que fazer em cada situação específica, adoecemos junto.

Infelizmente, minha mãe faleceu menos de um ano depois, e ficou em mim uma culpa muito grande de não ter feito tudo o que poderia. Fiz o que estava ao meu alcance, mas se tivesse conhecido o canal *O bom do*

Alzheimer antes, teria sido muito diferente. Doía muito. Me lembro que pensava assim: "Meu Deus, como vou resolver essa minha culpa? Ela não está mais aqui". Só que eu entendi que aquela minha dor poderia se transformar. E se eu pudesse fazer algo com ela?

Eu lia nas redes sociais da Claudia muitos pedidos para que ela criasse um curso e que pudesse organizar todo o conteúdo distribuído gratuitamente pelo Instagram, Facebook e YouTube. Foi ali que me veio a ideia: e se eu transformasse a minha dor no grande propósito da minha vida? O que eu não pude fazer pela minha mãe, eu poderia fazer por outras pessoas.

Transformando a dor em propósito

Lembro que liguei para a Claudia e disse: "Amiga, você não tem vontade de criar seu curso?". Ela respondeu, e me lembro como se fosse hoje: "Monique, o curso tá todo pronto dentro da minha cabeça. Só falta alguém para realizar o projeto".

Vou contar que eu nem hesitei. Fiz um curso de Marketing Digital, estudei que nem uma doida, inclusive lembro que passava as madrugadas aprendendo e chorando: como era difícil! Mas, como diria a Jessyca Oliveira, mais uma entrevistada incrível do meu canal, "se for para desistir, desista de desistir", segui adiante e criamos um curso para ajudar familiares e profissionais da área de saúde a lidar e cuidar de forma leve e assertiva de quem sofre com alguma demência. Já temos milhares de alunos inscritos no método LoveCare, e que se dizem transformados pelo conhecimento. Hoje sinto que a doença de mamãe não foi em vão.

Vocês entenderam que descobri o meu propósito? Tentar ajudar as pessoas a não sofrerem o que eu sofri. Transformei minha dor em propósito. E detalhe muito importante: sou feliz e realizada com esse trabalho, sendo que nunca havia imaginado ser feliz atrás das câmeras, nos "bastidores", num trabalho até meio burocrático.

E aonde quero chegar? Que muitas vezes temos uma dor tão grande que, para conseguir superá-la, precisamos fazer algo com ela. Você tem alguma dor difícil de superar? Quem sabe você pode usar essa dor para ajudar, para passar algum ensinamento? Foi assim que descobri um dos meus propósitos. E você? Já descobriu o seu propósito na vida?

Frequentemente recebo mensagens nas minhas redes sociais de pessoas angustiadas, tristes, ansiosas, sem esperança... E o que eu vejo é que apesar de várias causas para isso, afinal, nada na vida é fácil; na essência, as pessoas sentem mesmo falta é de um sentido.

Desde pequenininhos temos curiosidade pelo sentido das coisas. A gente perguntava coisas como "por que o céu é azul?" e tantas outras. Mas, com o tempo, esse olhar sobre o mundo se volta mais para dentro de nós e começamos a querer entender por que estamos aqui e, mais ainda, como podemos nos realizar, nos sentirmos completos. Esse vazio traz muita ansiedade; seja nos relacionamentos, no trabalho, ou na vida... Fica muito melhor quando a gente tem um porquê para as coisas.

Quando a gente consegue identificar nosso propósito de vida, tudo flui. A gente desempenha melhor nosso papel no mundo; conquista a paz e a felicidade.

Se quiser assistir às entrevistas com a Claudia e a com a Jessyca, dê um pulinho lá no meu canal, é só apontar a câmera do celular para o QR Code.

https://www.youtube.com/@CanalMoniqueCuri/featured

Dicas para te ajudar a descobrir o seu propósito

E agora quero te dar três dicas que vão te ajudar a descobrir o que te move. Vamos a elas?

Propósito é algo que te traz felicidade

E o que seria isso? É algo que você gosta de fazer, e se você gosta, com certeza faz bem.

Aproveitar os talentos que já tem pode ser de grande ajuda para você descobrir o seu propósito.

Pensa aí comigo: cantar, fotografar, se comunicar, cozinhar, cuidar de crianças, de idosos, escrever... Do que você gosta e o que te faz bem? O que te dá prazer?

Aí você me diz: "Monique, não sei fazer nada, não gosto de fazer nada". Gente, pensa bem! Nada? Reflita um pouquinho e vai se lembrar de que deve ter alguma coisa que você faz bem.

A humanidade precisa evoluir

Não dá mais para ficar assim! A gente pode, e deve, ser um instrumento para demonstrar compaixão, empatia, tolerância; e também precisa aprender para melhorar, para crescer.

Em algum ponto, esses caminhos (o da evolução da humanidade e o do seu crescimento) vão se encontrar, e você vai descobrir como pode contribuir de uma forma que lhe dê prazer.

Entenda que o seu propósito não vai falar apenas sobre você: ele influencia a sua família, os seus amigos, a vizinhança... toda a humanidade! E muitas vezes ele estará justamente na área em que você precisa evoluir.

Só não se esqueça de respeitar as suas capacidades e limitações. Exigir de si mesma algo impossível de alcançar pode gerar uma frustração gigante.

Esteja presente em tudo o que você fizer

Estar presente vai fazer toda a diferença na sua vida. Vivencie cada etapa do seu dia: seja uma reunião, a conversa com um amigo, com seus filhos. Viver o momento presente pode te mostrar coisas que a correria do dia a dia não te deixa ver.

> Antes de partirmos para o nosso próximo tema, queria trazer aqui a história da Jessyca Oliveira, que eu mencionei quando falei do lema "Se for para desistir, desista de desistir".
>
> Jessyca tem 19 anos e, aos 10, teve meningite meningocócica. Após meses internada no CTI, foi lhe dado 1% de chance de vida. A meningite fez com que ela tivesse as pernas e os braços amputados, perdesse a audição e tivesse mais de 90% da sua pele "queimada". Jessyca, mesmo nessas condições, se agarrou ao 1%. Ela queria continuar sua trajetória. A felicidade para ela não estava nos braços, pernas ou audição. Estava em estar *viva*.
>
> Mais de um ano depois, voltou para casa e só pensava na felicidade de estar viva. Jessyca também transformou sua dor em propósito. Hoje ela é paratleta de natação do Vasco da Gama, e faz trabalhos e palestras por todo o Brasil ensinando o que é a "felicidade". Ela nos mostra que a felicidade pode ser aprendida e que não dependemos de nada exterior para ser feliz. A felicidade está dentro da gente. Cabe lembrar que, hoje, a Ciência da Felicidade é uma cadeira em várias universidades do mundo.

Já descobriu o seu propósito na vida?

Meus amores, propósito é uma coisa simples. É descobrir o que você pode fazer para deixar a sua marca. Se você, com o seu propósito, ajudar, inspirar uma pessoa que seja, já estará bom demais. Reflita sobre tudo o que eu falei. Transforme a sua dor em propósito!

Gratidão

O ser humano é complicado. Pela vida ser muito difícil e cheia de perrengues, a gente às vezes se questiona se merece ter tudo e ser absolutamente feliz. Por isso, em muitos momentos de alegria, a gente fica com medo de que algo de ruim aconteça e atrapalhe esse momento.

Você, quando está muito alegre, quando finalmente parece que as coisas estão dando certo, no fundo vem aquele pensamento: "Ai, meu Deus, tá bom demais para ser verdade" e fica aguardando que algo ruim aconteça e estrague toda esta situação? Bem, eu era assim.

Já passei por alguns fundos do poço e sempre que tudo começava a melhorar, eu já desconfiava. "Ah, não, tá bom demais." Precisei amadurecer e entender que eu era, sim, merecedora de tudo o que estava conquistando, e aí mudei a minha forma de agir e pensar. Comecei a exercer a gratidão.

Em vez de achar que tudo aquilo pode acabar, eu agradeço. Agradeço várias vezes. É como se eu aceitasse o momento e acreditasse que, sim, eu posso ser feliz. A gratidão é o reconhecimento de que me esforcei e conquistei. E você? Sente medo quando está muito feliz?

Outro dia, estava voltando de Nova York com a minha filha e, ainda no aeroporto, comecei a refletir. Estava lá aguardando o voo e pensei: "Caramba, eu até já estive aqui outras vezes, e em todas eu fico tão grata pela oportunidade! Essas viagens são inesquecíveis". E lá mesmo comecei a agradecer.

É importante lembrar que cada conquista é suada! Precisei me reinventar várias vezes, precisei correr atrás, trabalhar muito. Precisei transformar a minha vida para poder proporcionar esse tipo de viagem à minha família. E eu não canso de repetir: muito obrigada, meu Deus, por isso tudo que eu tenho conquistado.

O que eu quero trazer para você é que os seus sonhos são possíveis. É possível, sim, que você seja feliz em vários âmbitos da sua vida. Não tenha medo da felicidade, mas também nunca se esqueça de exercer a gratidão.

Quais são os benefícios da gratidão?

Ao pesquisar um pouco sobre o assunto, encontrei estudos que sugerem que a gratidão estimula áreas do cérebro relacionadas ao prazer e à conexão social. Além de reduzir sintomas de depressão e ansiedade, a gratidão melhora o sono, fortalece o sistema imunológico, melhora a qualidade de vida e a sensação de felicidade. Atenua a solidão e o sentimento de vazio (aquele de que eu acabei de falar anteriormente).

Quando você estiver mal, deprimida, para baixo, tente exercitar a gratidão! É humanamente impossível não se alegrar, ou pelo menos ficar mais leve, quando se é grata, quando se lembra das coisas boas que conquistou.

Suponha que você esteja chateada porque aconteceu uma coisa desagradável na sua relação, no seu trabalho. E aí você está pra baixo, achando que as coisas não vão dar certo. Nesse momento, você deve parar, respirar e tentar pensar no que já deu certo, pelo que já passou. "Puxa, obrigada por isso, eu sou grata porque consegui aquilo."

Não tem como a sua energia não mudar, por que você vai ver que é possível, sim, conseguir atingir seus objetivos, que não existe nada impossível desde que você corra atrás, desde que você faça sua parte. Gratidão, gente, muda o nosso estado, muda a gente por dentro.

Não se esqueça de tudo que você tem, de tudo que conquistou, da sua jornada, das coisas boas da sua vida. São essas coisas que vão te ajudar nos piores momentos!

Fé

Hoje em dia, volta e meia recebo dos meus seguidores perguntas sobre a minha fé. E eu quero te contar as "coincidências" da minha vida e te ensinar a alimentar a sua fé. Te ensinar a pedir. Pedir para Deus ou para quem você acredita. A fé é sua. Você tem fé?

Eu fui educada na escola católica. Minha mãe, com uma espiritualidade gigante, me ensinou o poder de uma oração. Ela sempre falava para mim sobre o poder do terço, mas, com a vida corrida, eu sempre deixava para depois. Só que alguns sinais foram me mostrando que eu precisava alimentar a minha fé.

A minha primeira experiência com o exercício da fé e da oração foi no ano de 2000, quando eu queria voltar a fazer novela. Eu estava afastada por causa da tal relação abusiva, e, assim que consegui me libertar, entrei em contato com o Manoel Carlos (ele é um querido, sempre me dando oportunidades) para fazer a sua próxima novela, *Laços de família*.

Lembro que contei da minha expectativa para um amigo, que me convidou para ir à igreja de Fátima, aqui no centro do Rio de Janeiro. Chegando lá, fiz uma promessa e pedi a Nossa Senhora de Fátima que intercedesse por mim para que eu voltasse a trabalhar.

Alguns meses se passaram, e não tive mais notícias do Manoel Carlos. Até que um dia a Globo me liga e fala: "O Maneco (como ele é carinhosamente chamado) está te convidando para fazer uma novela. Sexta-feira que vem, passa aqui para assinar o contrato. Podemos te aguardar?".

Lembro que pulei de alegria, desliguei o telefone e liguei na mesma hora para o meu amigo. Contei todos os detalhes e após ele vibrar muito, me convidou para voltarmos à igreja de Fátima no próximo domingo para agradecer e desligamos.

Gente, não passou nem um minuto, e ele ligou de volta: "Sexta-feira?", já foi dizendo. "Monique, sexta-feira é dia 13 de maio, dia de Nossa Senhora de Fátima." Oi? Como assim? Temos 365 dias num ano, faço um pedido para Nossa Senhora de Fátima e meu contrato será assinado no dia dela? Amores, eu não acredito que isso seja uma coincidência. Isso eu, Monique, chamo de "Deusdência". Já ouviu falar?

Bom, o fato é que ali eu desenvolvi uma paixão por ela, e comecei a rezar e a pedir tudo. Minha mãe sempre dizia: "Peça! Nossa Senhora é mãe, que mãe não faz tudo pelo filho?". E dizia mais: "Monique, como é que Nossa Senhora vai saber o que você quer se você não pedir?". E aí, eu comecei a pedir. E, posso confessar? As coisas começaram a acontecer.

Mas então, gente, veio a maior das coincidências.

Eu contei para vocês como transformei minha dor em propósito: foi através da doença de mamãe. Contei também que a doença foi avassaladora; e ela morreu exatos cinco anos depois do diagnóstico. Mamãe já estava muito mal, mas eu não me esquecia do que ela sempre dizia: "Monique, reze o terço. O terço traz Nossa Senhora para perto da gente". Como eu fui educada em escola católica, como contei para vocês, eu nunca duvidei.

Antes de continuar, já peço licença para contar essas histórias. Não sei qual é a sua religião, nem se você acredita nessas coisas, mas penso que há certos assuntos que precisamos respeitar no outro. A fé é um deles.

Continuando, mamãe estava muito doente, e a minha vida totalmente desestruturada. Eu queria muito rezar o terço com ela (ela amava), mas sempre adiava. Ela piorou muito, já estava acamada, não comia mais (só através da gastrostomia) e sofria muito. Eu não aguentava mais aquele sofrimento.

Um dia, dei um basta naquela situação que me incomodava tanto. Cheguei para as cuidadoras e disse: "Deem licença, eu vou começar a rezar o terço com a minha mãe". Era segunda-feira, dia 28 de setembro de 2020. Eu comecei a rezar e, por incrível que pareça, naquele minuto, o oxímetro da minha mãe baixou para 68 (o normal era entre 90 e 95).

Fiquei muito assustada e liguei para a médica, que disse estar indo para a minha casa. Terminei o terço, e todos os dias rezava novamente. A cada dia que eu rezava, mamãe piorava muito. Eu vou contar para vocês o que eu rezava: eu pedia misericórdia, para que minha mãe parasse de sofrer, que fosse tudo de acordo com a vontade de Deus.

Eu rezei segunda, terça, quarta, quinta, sexta, sábado, domingo, segunda e terça-feira, dia 6 de outubro. Este foi o último dia que rezamos.

Eu rezei por nove dias, e só não continuei a rezar porque, no dia 7 de outubro pela manhã, minha mãe faleceu. Me lembro que abraçava o corpo dela chorando e dizia: "Obrigada, meu Deus, o Senhor foi misericordioso".

Liguei para minha tia, que disse que estava indo me encontrar, mas antes ela fez um comentário: "Monique, hoje, 7 de outubro, é dia de Nossa Senhora do Rosário". Eu não a conhecia, mas gravei essa informação. À noite, depois de tudo organizado, fui pesquisar quem era Nossa Senhora do Rosário.

Não sei se você entende, mas existe uma só mãe de Jesus, conhecida como Nossa Senhora. Mas a cada aparição dela, foram dando novas nomenclaturas. Estima-se que existam mais de 1.100 nomenclaturas para a Virgem Maria. Quase todos os dias do ano celebra-se uma delas. Eis que minha mãe falece no dia de Nossa Senhora do Rosário.

A seguir o trecho do que encontrei naquela noite:

> *Nossa Senhora do Rosário é o título mariano relacionado com a própria história do Santo Rosário: em 1214, na igreja do mosteiro francês de Prouille, a Santíssima Virgem Maria apareceu para o frade dominicano São Domingos de Gusmão e lhe confiou essa forma de oração contemplativa (o terço) que foi depois se espalhando magnificamente mundo afora.*
>
> *O título também se relaciona com as aparições de Nossa Senhora de Fátima aos três pastorinhos em Portugal. Ela se identificou para as crianças como "a Senhora do Rosário". Na sua mensagem apresentada em Fátima, Nossa Senhora insiste nos pedidos de oração, nomeadamente na oração do Santo Rosário.*[4]

---

[4] O PROFUNDO significado espiritual e histórico de Nossa Senhora do Rosário. *Comunidade Oásis*, 7 out. 2020. Disponível em: https://comunidadeoasis.org.br/o-profundo-significado-espiritual-e-historico-de-nossa-senhora-do-rosario/. Acesso em: 17 maio 2023.

Quando aliamos propósito, fé e gratidão, gente, nós vamos muito longe.

Vocês entenderam que Nossa Senhora de Fátima (para quem eu rezei o terço e pedi misericórdia) se anuncia como Nossa Senhora do Rosário e nos pede que façamos nossas orações, pede que rezemos o terço, que, sim, ela nos atenderá? Pois foi isso. Eu rezei por nove dias (sem perceber, fiz uma novena) e, no décimo dia, mamãe partiu.

"Monique, tá bom, que história linda. Mas o que você quer nos passar com ela?" Quero trazer a reflexão de que não importa no que você acredita, ou no que você tem fé. A fé alimenta a alma, a fé nos traz a certeza de que vamos conseguir. Quando a gente pede, a gente acredita. E, vai por mim, acreditar nos seus sonhos fará toda a diferença. Exercite a sua fé!

Quando aliamos propósito, fé e gratidão, gente, nós vamos muito longe.

Recapitulando:
- descubra o seu propósito, ele vai te fazer muito bem e te levar bem longe;
- se está difícil, pesquise, peça ajuda, coisas novas vão se desdobrar para você, aproveite essas chances;
- quando você sabe o que quer, tudo flui e a paz e a felicidade que você tanto deseja vêm junto;
- seja grata, quando achar que já recebeu demais, agradeça, você merece tudo o que está acontecendo de bom na sua vida;
- tenha fé, acredite em alguma coisa, há coincidências e fatos na vida que só a fé mesmo para explicar.

Será que eu te ajudei pelo menos um pouquinho aqui neste capítulo e ao longo do livro? Mas quero te ajudar ainda mais, então, começa já a pensar no seu propósito! Que tal escrever a seguir uma listinha do que te faz feliz? O que você gosta de fazer? Em que você é boa? O que faz seus olhos brilharem? Aproveite também para refletir sobre como esse seu talento pode ser útil para outras pessoas.

_____
_____
_____
_____
_____
_____
_____
_____
_____
_____
_____
_____
_____
_____
_____
_____
_____
_____
_____
_____

Agora quero que você faça outra listinha, para quando estiver se sentindo para baixo você poder olhar e pensar "Puxa, como eu sou abençoada! Olha só esse monte de coisa boa que já aconteceu comigo!". Então escreva aqui as coisas pelas quais você é grata.

E, para encerrar, caso você sinta o desejo, escreva a seguir uma oração, um texto, algo que te conecte com a sua fé. Acredite, vai te fazer um bem danado!

_____
_____
_____
_____
_____
_____
_____
_____
_____
_____
_____
_____
_____
_____
_____
_____
_____
_____

capítulo 9

Autocuidado

Você está se cuidando ou se maltratando? Está se priorizando ou priorizando o outro? Como é que você está neste momento?

Uma das reclamações que mais recebo nas minhas redes sociais vem de mulheres que não estão fazendo mais por elas. Não estão se olhando, se cuidando! Estão preocupadas com marido, com filhos, com a casa, com o trabalho e aí chega de noite, se olha no espelho e fala: "Meu Deus, eu fiz tudo pra todo mundo, olhei por todo mundo e não fiz nada por mim".

E por que isso está acontecendo? Em que momento você deixou de prestar atenção em você, em se cuidar, em se priorizar? Veja bem, <u>você precisa voltar a ser a protagonista da sua vida</u>. Precisa se cuidar e se amar. E agora vem o pulo do gato: isso está nas suas mãos.

Só depende de você começar a se priorizar, a pensar no que é bom para você, pensar no que te faz feliz. Sabe a máxima do avião? Então, coloque a máscara primeiro em você para depois colocar no outro.

Como é que você vai poder servir e ser essa pessoa que gosta de ser, de fazer tudo pelos outros, se você não se cuida? Se não está bem consigo mesma? Se priorize, se olhe no espelho e veja como você é especial. Lembre-se de tudo que passou para chegar até aqui, da sua jornada. Logo agora vai se esquecer de si mesma? Quem é a personagem principal da sua vida? Eu quero que você, ao terminar este capítulo, se olhe no espelho de uma forma diferente.

Amor-próprio

Vou te dar algumas dicas para recuperar o amor-próprio. Elas lembram muito as de autoestima que estão no capítulo 4, mas isso é porque ambos são resultados de uma série de atitudes a serem colocadas em prática. A autoestima consiste em gostar de si mesma. O amor-próprio consiste em cuidar de si para ser feliz. Vamos a elas?

1. Evite passar muito tempo nas redes sociais.
2. Encontre uma atividade prazerosa (um novo hobby).
3. Se priorize.
4. Valorize as amizades.
5. Pare de se comparar.
6. Faça atividade física.
7. Se concentre em metas simples.
8. Inicie uma terapia.
9. Seja grata por suas conquistas.
10. Arrisque e veja como você é forte.

Amores, sei muito bem que falar é fácil, fazer é mais difícil. Mas lembra do capítulo 3? Lá tem tudinho para você reagir e dar o pontapé inicial. Mas nada acontecerá se você não descobrir de uma vez por todas qual é o seu valor e se amar muito.

No próximo tópico, abordarei meu estilo de vida (muito pedido pelos meus seguidores) e um pouco do meu autocuidado. Tanto um como outro me ajudam a reconhecer o meu valor e a me amar.

Estilo de vida

Recebo diariamente nas minhas redes sociais centenas de mensagens perguntando sobre o meu estilo de vida: o que faço para cuidar do corpo e da mente, sobre minha rotina alimentar e outros hábitos diários; enfim, as pessoas querem saber mais, então vou contar aqui para você ficar por dentro.

Em primeiríssimo lugar, precisaremos falar de atividade física. E vou te pedir que, caso não curta muito se exercitar, não pule este tema. Promete aqui, vai: "Monique, vou ler com todo o carinho!". Você vai me agradecer, confia.

Atividade física

Sei que a importância da atividade física é um assunto quase unânime. Todo mundo já sabe que a atividade física ajuda na resistência, na forma física, faz bem para a mente e para a alma. Quando nos exercitamos, produzimos as tais substâncias do bem: ocitocina, endorfina e serotonina. O bem-estar é imediato.

Fora isso, a atividade física traz muitos benefícios:

- combate o excesso de peso;
- reduz a pressão arterial;
- controla a glicemia;
- fortalece os ossos, as articulações e o sistema imunológico;
- diminui o estresse;
- melhora a memória, a concentração, o humor e a qualidade do sono;
- aumenta a disposição física e mental;

- alivia dores e tensões musculares;
- é um dos melhores "remédios" para a depressão.

São inúmeros benefícios, mas por que será que tanta gente não faz?

Tem uma história muito bonitinha que gosto de contar. Quando eu tinha 14 anos e fazia a novela *Sol de verão*, eu contracenava muito com um ator da época, um galã chamado Mário Gomes. Muitas vezes, como nós morávamos perto um do outro, minha mãe pedia para que ele me desse uma carona na volta.

Num desses dias, na hora de me deixar em casa, ele disse: "Monique, você é tão bonitinha, mas é muito magrinha. Precisa entrar numa academia para encorpar um pouquinho". Agora vocês imaginem, o supergalã da época dizendo a uma menina de 14 anos que ela deveria fazer atividade física.

O que imaginam que eu fiz? No mesmo dia entrei para a academia de ginástica. Faço atividade física desde aquela época. Lógico que, em alguns momentos, principalmente nos "fundos do poço", eu parei. Mas sempre acabei voltando.

Atualmente, eu faço exercícios de cinco a sete vezes por semana. Sim, praticamente todos os dias. Até poderia tirar um dia de descanso, mas a atividade física me faz bem, transforma meu dia.

Vou começar conversando com quem não treina. No início, quando você ainda não faz atividade física, quando não tem o hábito, realmente dá uma preguiça danada. É chato, parece um sofrimento interminável. E o mais interessante é que dá a impressão de que o universo conspira contra.

Parece que tudo acontece no dia de treinar. A empregada falta, você acorda com dor em algum lugar, chove, está com sono, lembra que tem coisas a fazer. Sim, fique tranquila, isso acontece com a maioria das pessoas. A questão é como você vai reagir.

Você tem que se obrigar a ir. *Sim*! Vá xingando, reclamando, mas vá. Como eu sempre brinco, vá na força do ódio! Eu te afirmo que se você se comprometer e conseguir ir trinta dias direto, a atividade física vira um hábito e você vai sentir vontade de ir. Eu juro! E vou além, quando você cria esse hábito, sua vida se transforma. Vai por mim, vá trinta dias na força do ódio e depois me conta!

Às vezes, eu acordo desanimada, para baixo e cheia de dores: dor nas costas, dor aqui, dor ali, aí vou para a academia e volto outra! Então, independentemente da questão da forma física, os exercícios me fazem muito bem, por isso que eu indico tanto.

Mas, vamos lá, o que eu faço de atividade física? Eu faço musculação e aeróbico. Eu sei que nem todo mundo gosta de musculação, mas, depois de uma certa idade, penso que é obrigatório. Principalmente pela questão da perda de massa magra (na menopausa temos que lutar para não perder os músculos que conquistamos na vida). Faço musculação quatro vezes por semana e corro na esteira duas ou três vezes. E vou te contar que hoje sou comprometida, e quando não posso ir, sinto muita falta, pode acreditar.

"Mas, Monique, como você consegue ser tão disciplinada e gostar de frequentar a academia? Todo dia digo que vou, não vou!" Se identificou? Recebo mensagens assim, diariamente. E eu vou te ajudar. Vou dar cinco dicas para que você consiga fazer planos e dar o pontapé inicial:

1. Marque um horário como se fosse um compromisso, como se fosse uma reunião de trabalho. Você faltaria a uma reunião de trabalho? Então, encare da mesma forma.
2. Coloque uma roupa bonitinha. Essa coisa de botar camiseta e short velhos não anima. A gente se sente feia, e aí nem rola. Vá bem bonitinha. Prende o cabelo direito, coloca uma roupa com que você se sinta bonita, passa seu protetor solar, blush, se cuide.
3. Música! Você sabia que a música aumenta em 30% a capacidade aeróbica? O que é que significa isso? Você vai correr? Ouça uma música! Muito ruim ficar ouvindo aquela barulheira da academia. A música anima. Coloque uma que te alegre, que te dê aquela energia boa. A sua capacidade aumenta e você faz o exercício com mais prazer!

4. Tente fazer uma avaliação física antes de começar os treinos no primeiro dia, porque quando você for refazê-la, três meses depois, vai ver que o seu corpo está mudando, vai perceber que já ganhou um pouquinho de massa e perdeu gordura. Acredite, é muito estimulante.
5. Convide uma amiga/um amigo para treinar com você. O treino fica mais dinâmico, e com certeza no dia em que uma das pessoas estiver desanimada, a outra anima. Trabalho e foco em conjunto.

E vou te dar mais um toque, para finalizar com chave de ouro: todo dia, quando acordar cansada, com preguiça e começar a inventar mil desculpas para não ir, *pare imediatamente!* Pare de pensar, pare de arrumar desculpas, coloque sua roupa e *só vai*.

Antes de continuarmos o nosso tema, gostaria de ressaltar que sou muito vaidosa, até porque cresci no meio artístico, onde a beleza era muito cobrada. Então, a atividade física me ajuda a me sentir bem, com o corpo bacana. Mas é muito mais do que isso. Quando você foca no autocuidado e se compromete, você se sente poderosa e orgulhosa de si mesma, começa a ver que consegue ir atrás de seus objetivos, e sua autoestima melhora. E, vai por mim, uma mulher com a autoestima lá em cima, meu amor, ninguém segura. *Só vai!*

Alimentação

Em primeiro lugar, importante lembrar que não sou nutricionista. Pelo contrário, tenho um nutricionista que me ajuda e orienta. Então não estou indicando nada aqui, tá? Só estou contando para vocês como é a minha rotina de alimentação, já que é uma pergunta que recebo diariamente.

Bom, eu não sou muito de enjoar, então quando eu gosto de um café da manhã ou de um almoço e acho que me faz bem, eu normalmente fico um tempão comendo a mesma coisa.

Vamos lá?

Você precisa voltar a ser a protagonista da sua vida.

No café da manhã, eu como dois ovos mexidos, uma fatia de mamão papaia e um cafezinho, também. Às vezes faço um pão de queijo aberto ou uma panqueca de banana, ambos saudáveis e deliciosos. Indico!

Normalmente, depois disso, vou pra academia. Lá eu tomo bastante água, pois, além de hidratar, ajuda no ganho de massa magra. Quando chego em casa, tomo um suplemento de proteína chamado whey protein. Existem várias marcas no mercado, e se você quiser suplementar sua alimentação, te oriento a procurar um nutricionista que poderá te ensinar como fazer.

Me deixa te explicar uma coisa: para ganhar massa magra, você precisa ingerir proteína. O carboidrato é um macronutriente necessário para que o corpo funcione adequadamente, dá a energia de que se precisa, mas é a proteína que ajuda no ganho de massa magra. Como eu sei que ao longo do dia normalmente não como a quantidade de proteína adequada e indicada, meu nutricionista orienta a suplementação após a atividade física.

Bom, e na hora do almoço, o que eu como?

De segunda a sexta-feira: arroz integral, legumes variados (uns dois ou três. Fico com couve-flor, brócolis, chuchu, cenoura, berinjela, abobrinha e abóbora, e os alterno) + 130 gramas de proteína (frango, peixe ou carne vermelha) e sempre salada de folhas e tomate.

Ah, eu amo cogumelo shitake passado no azeite, e também colocar muçarela de búfala na salada. Lembrando que esse cardápio foi adequado para mim. Inclusive, eu peso toda a minha refeição, seguindo orientação nutricional.

"E no lanche, Monique?" Eu vario entre o pão de queijo aberto, a panqueca de banana, uma fruta ou uma barrinha de proteína.

No jantar, eu como a proteína, salada de folhas e os legumes.

Mas, gente, lembrando: eu não sou nutricionista e nem estou indicando. Mas como estão sempre me perguntando o que eu como, taí: meu cardápio de segunda a sexta.

No fim de semana, me dou ao luxo de comer o que tenho vontade, inclusive um docinho ou um chocolate.

Se você quer viver bem, se sentir bem, desculpe: não dá para fugir; você vai precisar se alimentar bem e fazer atividade física. Esses para mim são os pilares mais importantes do autocuidado, quando a gente fala em saúde física.

E, então: agora você vai adotar um novo estilo de vida?

Investindo em você

Claro, autocuidado não é só atividade física e alimentação. Tem muito mais coisas a se fazer, o que eu chamo de "investir em nós mesmas". Você está investindo em você? Investir em você mesma pode fazer uma grande diferença na sua vida. Às vezes, são pequenas mudanças na rotina que podem nos ajudar emocionalmente, e essas mudanças criam um futuro com muito mais possibilidades.

"Mas, Monique, o que posso fazer para investir em mim?" Bem, vou te dar algumas dicas:

- Valorize os momentos de prazer, a hora de estar com os amigos. As conexões sociais interferem diretamente em todas as áreas da vida.
- Leia. A leitura é um autocuidado maravilhoso e um investimento em si mesma. Se você não tem o hábito de ler, comece com livros pequenos e com temas de seu interesse. A leitura estimula a imaginação, melhora o vocabulário, aumenta o conhecimento geral e ajuda a relaxar.
- Fazer coisas para você e por você. Você precisa reservar um tempo para si mesma. Encontre coisas de que gosta e que te façam bem. Momentos a sós e que te preencham, sabe?
- Ame a si mesma. Essa é uma das dicas mais importantes. Uma pessoa que se ama e tem a autoestima lá em cima faz toda a diferença. Pare de esperar aprovação dos outros e, pelo amor de Deus, se afaste das pessoas negativas.

- Invista seu dinheiro, não importa quanto. Muitas pessoas não investem porque acham que é complicado ou que precisam de uma boa quantia para começar. Um pouquinho por mês já vai fazer toda a diferença lá na frente. Recebo diariamente mensagens de mulheres que não conseguem se reinventar, pois dependem financeiramente de alguém. Isso é muito comum, mas o que gosto de lembrar é que não precisamos ser ricas para investir. Qualquer valor aplicado ao longo dos anos pode ser crucial num momento desses.
- Agradeça mais e reclame menos. Adote aquele velho ditado, "o que não tem remédio remediado está", e siga adiante.

É isso. Eu não estou dizendo que esse estilo de vida é o mais perfeito ou o correto, mas a maturidade me trouxe a consciência e o entendimento do que é bom ou não para mim, e o que pode ser bom para o meu futuro e o meu envelhecimento.

Menopausa

Eu comentei no primeiro capítulo que a chegada da menopausa foi bem cruel comigo. Na verdade, foi cruel em vários aspectos. Primeiro porque a menopausa para mim era coisa de velha. Quando era pequena, só via mulheres "velhinhas" na menopausa. E de repente, com 50 anos, no auge da vida, me reinventando, chega a tal da menopausa. Como podia?

E aí, vieram os sintomas: insônia, alteração de humor, os calorões, falta total de energia, e o pior, na minha opinião: a falta de libido. Eu vou contar que eu fugia do meu marido igual diabo foge da cruz. Eu saía do banho, colocava aqueles pijamas quadriculados de flanela, enchia o rosto de creme, e ainda dizia que estava morta de dor de cabeça. Coitado do meu marido, não sei como ele aguentou. E logo eu, que acho que o sexo é superimportante no relacionamento. Mexeu muito comigo!

A menopausa pode ser definida como a última menstruação, o que marca o fim da vida reprodutiva. Já o climatério é o período de transição entre o período menstrual e a menopausa propriamente dita e pode durar de seis a sete anos. O climatério provoca sintomas desagradáveis, e eu recebo diariamente nas minhas redes sociais perguntas das minhas seguidoras sobre esse assunto. Por isso, faço questão de falar sobre a menopausa aqui.

A menopausa costuma se manifestar entre os 45 e 55 anos, e, se acontecer antes disso, é chamada de menopausa precoce. O dr. Luciano de Melo Pompei, ginecologista e presidente da Comissão de Climatério da Federação Brasileira de Ginecologia e Obstetrícia (Febrasgo),[5] explica como ela se dá:

> *De forma bastante resumida, a menopausa acontece porque a mulher nasce com um número determinado de folículos (estruturas que abrigam os óvulos) que vão se esgotando aos poucos. Porém, eles são responsáveis pela produção dos principais hormônios femininos nos ovários. Quando essa reserva de folículos termina, a mulher deixa de ovular e o processo de menopausa começa.*

No climatério, nós já sentimos alguns sintomas, que variam de intensidade, e o ciclo menstrual fica irregular. Nessa fase, com a queda na produção de hormônios (testosterona, progesterona e estrogênio) nós começamos a sentir tudo o que eu senti, como:

- **Calorões**. Os médicos também chamam de fogachos, e é uma onda repentina de calor, normalmente no colo, peito ou no rosto. Dura alguns minutos, mas é suficiente para deixar a gente

---

[5] CLÍNICA MÉDICA DR. ANDRÉ NERY FERES (Curitiba/PR). Sintomas da menopausa. 27 abr. 2023. *Facebook: dr.andreferes*. Disponível em: https://www.facebook.com/dr.andreferes/. Acesso em: 18 maio 2023.

ensopada. Eu tive muito, e confesso que, mesmo hoje, com reposição hormonal, ainda tenho um pouco. Em alguns casos, há a sensação de sufocamento, vermelhidão no rosto e sudorese.
- **Insônia**. Eu dormia até as três da manhã, acordava e não conseguia dormir mais. É muito comum a menopausa provocar insônia ou a piora da qualidade do sono.
- **Alterações de humor**. Eu ficava muito irritada e nervosa de uma hora para outra. Há mulheres que além da irritabilidade, ainda apresentam sintomas depressivos.
- **Falta de libido**. Com a queda dos hormônios, principalmente a testosterona, a libido vai embora. Eu contei para vocês o que passei. Foi muito difícil. Naquele momento, eu questionei até o meu amor pelo meu marido. Eu olhava para ele, sentia amor, mas o desejo sexual tinha sumido. Muitos casamentos acabam por isso. É preciso ficar atenta.
- **Secura vaginal**. A diminuição do estrogênio provoca secura e atrofia vaginal, o que causa dor durante a relação sexual. Isso não aconteceu comigo, mas diversas mulheres me relatam o quanto é desagradável.
- **Zumbido nos ouvidos**. De acordo com alguns estudos, as alterações hormonais na mulher podem impactar a audição e causar prejuízos, como zumbido nos ouvidos, tontura e até perda auditiva. Eu não tenho estes sintomas, mas tenho recebido muitos relatos a respeito dos danos à parte auditiva. Por isso, a qualquer sintoma percebido, é importante procurar um profissional especializado.
- **Perda muscular e ganho de peso**. A queda hormonal também impacta o funcionamento do metabolismo, que fica mais lento. Como resultado, ganhamos mais peso e perdemos massa magra, mesmo realizando atividade física regular. A ginecologista Lilian Fiorelli me disse, numa entrevista no meu canal: "Se você treina três vezes por semana, na menopausa precisa treinar seis"! Cruel, não?

O que não
tem remédio
remediado
está.

"E, Monique, como você está hoje? Como lidou com isso tudo?" Bom, quando percebi que os sintomas já faziam parte desse processo, procurei um ginecologista e comecei a fazer reposição hormonal. Minha dica é que assim que notar os primeiros sinais, procure o seu médico. Ele fará uma avaliação para definir qual é a terapia de reposição hormonal mais adequada, de acordo com suas necessidades, e vai analisar se há alguma contraindicação.

O que eu preciso alertar aqui é que a menopausa impacta a nossa vida sexual, mental e física. Procure ajuda médica, faça reposição hormonal e tente adotar um estilo de vida saudável.

Pode ser que você esteja pensando: "Ah, mas eu não posso fazer reposição hormonal". Calma! Existem vários tipos de médicos e vários tipos de tratamento. É preciso não se conformar, pois a menopausa muitas vezes nos paralisa. E isso não pode acontecer com você. Você merece mais! Nunca é tarde para realizar tudo o que você quer! Você precisa de energia, de força, de foco. E a menopausa não tratada pode tirar isso de você. Corra atrás e seja feliz.

Se quiser assistir à entrevista com a dra. Lilian Fiorelli, aponte a câmera do celular para o QR Code e passe lá no meu canal.

https://www.youtube.com/watch?v=GzTrIgZIcQI

Envelhecimento

Eu não poderia deixar este tema de fora: o envelhecer. Como você vê o envelhecimento?

Envelhecer é um processo natural, faz parte da vida. A questão é que as mudanças provocadas por ele (seja no seu corpo, na rotina ou até na mentalidade) podem trazer transtornos para quem não aceita esse processo.

Eu confesso que para mim não está sendo fácil. Tenho trabalhado nisso, mas não gosto do que a idade tem trazido: as rugas, a flacidez, o cabelo branco, a menopausa, as dores (sim, joelho, ombro e lombar), o cansaço, a falta de energia e mais um monte de coisas.

Fico pensando onde está a origem desse sentimento, e a única coisa que me vem à mente é que desde os 3 anos eu frequentei o meio artístico e as cobranças eram enormes; um exercício constante de vaidade. Brinco que eu usava maria-chiquinha e nem um fio podia estar fora do lugar. Assim cresci. Era uma cobrança externa que acabei interiorizando e passei a vida me cobrando muito.

Eu adoraria estar escrevendo um capítulo com o título "como não envelhecer", mas a única opção que temos para não envelhecer é a morte. Então, como sei que você não quer morrer cedo e com certeza quer envelhecer bem, vamos falar um pouco do envelhecimento e de como envelhecer bem (juro que essa é uma superpreocupação minha).

Assistindo à palestra "Como envelhecer", da geriatra especializada em cuidados paliativos, dra. Ana Claudia Quintana Arantes, me deparei com um exemplo interessante de como nós encaramos a velhice. Contou ela:

> *Imagina que eu falo que daqui a trinta anos vou te buscar e nós, mais algumas pessoas, vamos para o deserto do Saara. Você pode me dizer que não quer ir, e eu vou te dizer que não tem outra solução, só não vai quem morrer antes. Trinta anos se passam, eu venho te buscar para o deserto do Saara. Chegamos lá durante o dia e você me fala que é muito calor e que não foi preparada para um lugar tão quente. À noite, outra pessoa me diz que faz muito frio e que também não se preparou para esse clima. Um outro convidado fala que não trouxe comida e outra pessoa me diz que não trouxe água. É exatamente isso que acontece com as pessoas: sabem que vão passar por adversidades a partir de uma certa idade, mas*

elas, misteriosamente, fingem que não sabem disso e não se preparam. E aí, na hora que chegam "lá no deserto do Saara" [a velhice] não tem volta, é um "se vira". E você vai ter que aprender a lidar com todas as adversidades que a velhice traz e, no entanto, não se preparou.[6]

Isto é o que acontece: sabemos que vamos envelhecer, mas não fazemos nada a esse respeito. Só camuflamos os sinais da idade: pintamos o cabelo, fazemos procedimentos estéticos (eu faço isso tudo), mas, lá na frente, a conta chega.

E mais: muitas mulheres de 60 anos querem parecer ter 30 e viver como se tivessem 30, pois, na maioria das vezes, não viveram o que tinham para viver quando tinham essa idade, e, então, querem correr atrás do tempo perdido.

PAUSA PARA REFLEXÃO

Quero te lembrar que o seu momento é valioso. Quantas vezes você não se viu torcendo para que o tempo passasse logo para poder realizar alguma coisa e esqueceu que quanto mais rápido o tempo passa, mais chega perto do fim.

A questão é: nós vamos envelhecer. E o que podemos fazer para que, lá na frente, não pensemos: "Puxa, eu poderia ter me preparado para ter uma velhice melhor, mais independente e saudável"? E aqui eu vou te dizer como você deve se preparar para não se arrepender profundamente lá na frente.

6 METRUS INSTITUTO DE SEGURIDADE SOCIAL. Como envelhecer. YouTube, 31 de outubro de 2017. Disponível em: https://www.youtube.com/watch?v=zcj5DVTcilw. Acesso em: 26 julho 2023.

Como envelhecer melhor

Você fuma? Pare de fumar. O envelhecimento afeta a função respiratória. Se você fuma, lembre-se de que o cigarro é fator de risco para câncer, enfisema pulmonar e pneumonia.

Tente comer comida de verdade. Já ouviu falar em "desembale menos e descasque mais"? Os alimentos processados contribuem para o envelhecimento celular. E, além disso, alimentação com muito sal, açúcar e gordura saturada favorecem as doenças cardiovasculares, a diabetes e a hipertensão.

Beba água! De acordo com os médicos, precisamos tomar no mínimo dois litros por dia. É importante para o funcionamento do corpo e principalmente o do intestino, que hoje é considerado o segundo cérebro (pela quantidade de neurônios que tem lá).

Durma bem, pelo menos oito horas por noite. Uma noite bem dormida ajuda na concentração e na criatividade.

Preze pelos seus momentos de lazer, priorize boas companhias e exercite seu cérebro. "Monique, como posso exercitar meu cérebro? Palavra cruzada é bom?" Já se foi o tempo em que achávamos que fazer palavras cruzadas exercitava o cérebro. Exercita no início, depois que você aprende e se adapta, ela para de fazer efeito. Exercitar o cérebro é fazer algo novo: aprender uma língua, fazer aula de dança, praticar jogos estimulantes.

Não vou cansar de bater nesta tecla: *faça atividade física*! Se eu for contar aqui, acho que já falei isso mais de cinco vezes só neste livro. É porque é muito importante mesmo, gente, em todas as fases da vida. Ela previne uma série de doenças e, como já disse anteriormente, ajuda a eliminar a depressão, a ansiedade e aumenta a disposição. Para mim, o principal: afasta a possibilidade de desenvolver demências.

Vou te contar um caso que acontece na minha família. Lembra que te falei que mamãe teve uma demência avassaladora? Pois é. Na família da minha mãe, todos desenvolveram Alzheimer ou outro tipo de demência: bisavós, avós, tios-avós, tias, mamãe.

Já ouviu falar em "desembale menos e descasque mais"?

Não sei se vocês sabem, mas essas demências são genéticas, ou seja, eu carrego esse gene aqui no meu corpo. O que faz você desenvolver essas doenças mais cedo ou mais tarde, ou até não as desenvolver, é seu estilo de vida.

Para você entender aonde quero chegar, uma das irmãs de mamãe, de 87 anos, foi a única que escapou. Está ótima. Sabe qual a diferença dela para todos os outros que desenvolveram a demência, parentes até mais jovens que ela? A atividade física. Ela pratica esportes há quarenta anos. Até hoje, com 87 anos, caminha uma hora por dia e faz musculação. Tire suas conclusões.

Uma pesquisa liderada por cientistas brasileiros em parceria com várias instituições do exterior mostra que a atividade física exerce impacto relevante na melhora das funções cognitivas e de transtornos neurodegenerativos, como a doença de Alzheimer.[7] Isso acontece porque, quando fazemos exercícios, liberamos um hormônio chamado irisina.

O estudo mostra uma relação distinta e positiva entre a irisina e a memória. O cérebro de pacientes com Alzheimer tem uma concentração muito baixa desse hormônio, e o exercício físico colabora para a reposição dos níveis desse hormônio na atividade cerebral. Sendo assim, é possível concluir que quem pratica atividades físicas com regularidade está mais protegido contra o Alzheimer do que os sedentários.

Mas isso não significa que quem pratica exercícios não sofrerá da doença, só terá mais chances de não a desenvolver. Essa também é uma das razões por que insisto tanto para que você comece imediatamente uma atividade física.

---

[7] PINHEIRO, L. Pesquisa liderada por brasileiros aponta que hormônio pode reverter perda de memória causada pelo Alzheimer. *G1*, 7 jan. 2019. Disponível em: https://g1.globo.com/ciencia-e-saude/noticia/2019/01/07/pesquisa-liderada-por-brasileiros-aponta-que-hormonio-pode-reverter-perda-de-memoria-causada-pelo-alzheimer.ghtml. Acesso em: 18 maio 2023.

Eu quero morrer bem velhinha. Se Deus permitir, vou ser avó, bisavó e tudo mais que eu puder. "Mas, Monique, você acabou de dizer que não gosta de envelhecer." Pois é, não gosto, mas faço questão de passar pela experiência. Vai entender.

É por isso que estou me cuidando. Todas as dicas que dei até agora são coisas que tento fazer. Vai por mim. A vida passa rápido. Quando menos esperarmos, estaremos velhinhos. E como você quer estar quando chegar lá?

Recapitulando:
- exercite o amor-próprio, pois ele e a autoestima estão intimamente ligados e farão maravilhas na sua vida;
- pratique atividade física com regularidade (nada de desculpa para não ir, hein!), vai te fazer um bem danado no futuro;
- a alimentação saudável é uma forte aliada para envelhecermos bem: desembale menos e descasque mais;
- tenha bons hábitos: pare de fumar, beba mais água, durma melhor;
- procure profissionais para te ajudar tanto no processo do envelhecimento quanto na hora da menopausa;
- ame a si mesma e invista no seu futuro, e comece agora para não se arrepender depois.

Para encerrar este capítulo, use as linhas abaixo para começar já o seu "plano para a velhice". Liste ações que você pode começar hoje e que vão contribuir, e muito, para o seu futuro.

capítulo 10

O que nos paralisa

Nem todo dia a gente tá bem, né? Às vezes pinta um desânimo do nada, um aperto no peito, uma tristeza inexplicável para puxar a gente para baixo. Mas precisamos sair dessa, e neste capítulo eu vou te mostrar como.

Desânimo

Tem dias que eu acordo totalmente desanimada. Acontece com você? Eu digo para mim mesma: "Que preguiça de viver". E é muito desafiador quando isso acontece, pois eu não tenho vontade de fazer nada. Se pudesse, eu ficaria deitada na cama o dia todo. Sei que muitas pessoas passam por isso. Falta de ânimo, falta de energia. É uma situação bem desagradável que, se a gente se entregar, acaba afetando a vida toda: relacionamentos, a vida profissional e a saúde.

Se isso acontece uma vez ou outra, a gente até vai levando. Mas e quando começa a ser frequente? Para vencer o desânimo, é preciso descobrir as causas e adotar alguns hábitos para melhorar a qualidade de vida.

Se você passa por isso e quer saber quais são as estratégias para vencer esse problema, fica aqui. Eu vou tentar te ajudar.

O que pode estar te desanimando?

- Não se planejar: quando você não se organiza, não planeja o seu dia, dá a impressão de que a vida é vazia e de que não é possível realizar nada. Que tal começar a usar a sua agenda e se lançar ao planejamento?
- Não ter metas, objetivos: se você não sabe aonde quer chegar, não chegará a lugar nenhum. Trace suas metas.
- Reclamar de tudo e de todos: quando você reclama, só vê o lado ruim da vida, o que não dá certo. Isso desanima tanto! Por isso pare de reclamar e seja grata.
- Não enxergar o que já conquistou: isso acontece com os "reclamões", pois a pessoa se torna tão negativa que não consegue perceber quanta coisa boa já realizou.
- Estar cansado demais: você precisa tirar um tempo para descansar, tá? Faça coisas para se distrair e aliviar o estresse. Tente dormir pelo menos oito horas por noite, pois não há nada melhor que uma boa noite de sono.
- Não se alimentar bem: doce, bebida, conservantes e embutidos são pesados e podem prejudicar a disposição.
- Ser sedentário e não fazer atividade física: praticar atividade física traz benefícios e ajuda a liberar os hormônios do bem: endorfina, que é responsável, entre outras coisas, pela sensação de bem-estar, serotonina e ocitocina. A atividade física vai te ajudar muito!

É preciso lembrar que somos seres humanos com todas as complexidades que isso abarca. Temos o direito de nos sentir desanimados, de ficar tristes. A questão é o que fazer quando isso acontece, e não simplesmente se entregar. É importante reagir e buscar, sempre, se proporcionar um dia feliz.

Angústia

Se engana quem acha que eu não sinto angústia. Tem dias que acordo com um aperto no peito, uma ansiedade tão grande! A princípio parece ser do nada, sem motivo. Mas, se eu paro para pensar, chego à conclusão que tem motivo para estar me sentindo daquele jeito.

Mas o que é a angústia? Ela é considerada uma percepção psicológica caracterizada pela mudança de humor, perda de paz interior, dor, insegurança, culpa, mal-estar e tristeza. Ocorre quando questões emocionais e físicas se aliam e, com isso, potencializam sentimentos e atitudes como o isolamento ou a falta de vontade de realizar tarefas simples do cotidiano. O psicólogo Iury Florindo explica que a angústia pode ser entendida como:[8]

> *Uma série de sensações que acontecem ao mesmo tempo: sensações físicas, como falta de ar, tontura, pressão no peito, aceleração nos batimentos cardíacos; e também psicológicas, como pensamentos negativos, culpa, choro, medo, tristeza e ansiedade. Além disso, pessoas que sofrem com esse sentimento podem ter dificuldades, principalmente nos momentos de crise, em enxergar saídas práticas para seus problemas.*

---

[8] BRANDÃO, R. Angústia: o que é, quais os sintomas e como lidar com ela. *Zenklub*, 17 set. 2018. Disponível em: https://zenklub.com.br/blog/para-voce/angustia/. Acesso em: 19 maio 2023.

É importante reagir e buscar, sempre, se proporcionar um dia feliz.

Quando eu paro para tentar entender por que acordei assim, sempre associo à ansiedade. Alguma resposta que estou esperando, preocupação com marido e filhos, alguma coisa que pode não estar tão evidente, mas que existe. A forma como a angústia se mostra é bastante diversa, mas as principais são: inquietação, insônia, ansiedade, dor de cabeça, dificuldades para respirar, aperto no peito, excesso de pensamentos negativos, batimentos cardíacos descontrolados, nó na garganta, vontade de chorar, e mais um monte de coisa.

É horrível, né? Por isso vou te falar o que eu faço quando acordo angustiada: a primeira coisa é controlar a minha respiração, inspiro e expiro calmamente (inspiro em quatro segundos, seguro outros quatro e expiro em seis). Depois que sinto minha respiração mais calma, começo a pensar nas coisas boas que tenho na vida: penso no marido, nos filhos, na minha reinvenção, nas minhas conquistas (esses pensamentos substituem a carga mental negativa). Depois disso, me levanto e vou imediatamente me vestir para ir à academia.

É impressionante como a atividade física me melhora. Eu volto outra! A endorfina me transforma, por isso eu insisto para que você inclua a atividade física na sua vida! Bom, mas se não der para ir à academia, você pode tomar um banho relaxante, tomar um chá calmante, ou pode tentar conversar com pessoas que te fazem bem, seja ela um amigo ou um terapeuta.

O importante é a gente entender se isso é uma sensação esporádica ou se está se tornando comum. Porque muitas vezes esses sintomas podem ser o início de uma depressão. E se for depressão, você realmente precisará de ajuda médica, de preferência a de um psiquiatra.

Depressão

Desânimo, angústia, tristeza, isso tudo faz parte do dia a dia de qualquer pessoa. A vida é cheia de altos e baixos, e tem dias que não estamos bem. Ficamos tristes, desanimadas, mas conseguimos reagir e sair dessa. Mas até que ponto essas emoções são "normais"? Em que momento precisamos prestar atenção para entender se o que sentimos já não se tornou uma depressão que precisa ser tratada?

Eu já tive depressão, e foi muito ruim. Precisei de ajuda psiquiátrica e de medicação para sair daquela situação e confesso que procurar ajuda logo no começo foi a melhor coisa que eu poderia ter feito.

A questão é que muitas pessoas ainda acham que depressão é frescura ou bobagem, alguns ainda dizem que é "falta de fé" ou "falta do que fazer". E não é. Depressão é uma doença que incapacita, dificulta a pessoa de levar a vida normalmente.

Tive a oportunidade de entrevistar o psiquiatra Higor Caldato no meu canal do YouTube. Ele foi categórico ao me falar que a depressão é uma doença muito séria e que precisa de tratamento.

Segundo Higor,[9] a depressão tem causas multifatoriais: pode ser genética, pode ser desencadeada pelas dificuldades da vida ou ser uma questão biológica de disfunção de substâncias importantes para manter o nosso humor (serotonina, noradrenalina e dopamina). Essas substâncias interferem nas conexões entre os neurônios e nos trazem a sensação de bem-estar. Com a falta delas, o sono, o apetite, o humor e o dia a dia são fortemente abalados.

A depressão surge quando a tal tristeza ou desânimo acometem a pessoa na maior parte do dia, e por pelo menos quinze dias, explica Higor Caldato. A perda de prazer também é um forte indício da depressão. Sabe aquelas coisas que a gente adora fazer? Por exemplo, eu sempre amei cinema, e amo viajar. Quando eu estive com depressão, nem isso enchia meus olhos. Eu queria ficar deitada o tempo todo e chorava à toa. Outros sintomas são a perda de energia, aumento ou perda de apetite, alterações no sono. O Higor ainda lembra que nem sempre descobrimos a causa da depressão, mas, independentemente disso, ela precisa ser tratada.

Agora, para você saber se está com depressão, precisa se consultar com um especialista. Segundo o Higor, o diagnóstico é clínico e depende

---

[9] MITOS e verdades sobre a depressão com o Dr. Higor Caldato. 2020. Vídeo (12min56s). Publicado pelo canal Monique Curi. Disponível em: https://www.youtube.com/watch?v=y7dSO_EhF7o. Acesso em: 19 maio 2023.

muito do olhar do médico. A experiência dele no assunto fará com que você tenha um diagnóstico certeiro.

Sabe por que eu fiz questão de trazer esse assunto aqui? Porque recebo diariamente mensagens de seguidoras relatando que estão com esses sinais e não procuram ajuda. E talvez a causa disso seja o preconceito que ainda existe com o profissional de psiquiatria.

Conforme disse o Higor, muitas pessoas descrevem esse médico como um "louco que cuida de outro louco" e por esse motivo acabam não procurando ajuda. E agir assim, segundo ele, pode levar as pessoas a atentarem contra a própria vida.

É preciso lembrar que a depressão é totalmente tratável e na maioria das vezes tem cura. Em alguns casos, ela pode ficar crônica, mas mesmo assim é tratável e a pessoa precisará tomar medicação pelo resto da vida.

Meu amor, a vida tem fases boas e ruins, para todos. Estar numa fase ruim não quer dizer que você não seja boa o suficiente ou que não tem valor. É importante lembrarmos disso, pois, segundo Higor, temos a tendência de deixar os "monstros" irem crescendo na nossa cabeça e aquela tristeza, aqueles momentos difíceis que estamos passando, acabam dando brecha para que pessoas predispostas desenvolvam a depressão.

Então, se você está em um momento desafiador, procure ajuda e se trate. Nunca se esqueça: para você conseguir alcançar seus objetivos e se reinventar, será preciso estar bem de corpo e alma.

Se quiser assistir à entrevista com o Higor, dê um pulinho lá no meu canal no YouTube, é só apontar a câmera do celular para o QR Code!

https://www.youtube.com/watch?v=y7dSO_EhF7o

Nunca se esqueça: para você conseguir alcançar seus objetivos e se reinventar, será preciso estar bem de corpo e alma.

Recapitulando:
- nem todo dia a gente tá bem, é normal, mas se os sintomas persistirem por várias semanas, procure ajuda;
- tenha metas, faça planos;
- pare de reclamar demais e seja grata;
- separe um tempo para você, descanse um pouquinho, espaireça;
- preste atenção às respostas físicas que você tem aos problemas emocionais.

Use as linhas abaixo para listar o que você vai pôr em prática quando começar a se sentir triste e angustiada. Na sua lista você pode colocar tudo pelo que é grata, fazer um apanhado das coisas que te incomodam nesses momentos para poder repassar e ir ticando para encontrar a causa mais rápido e, claro, se essa sensação se estender por mais de duas semanas, já sabe: procure um médico.

_____
_____
_____
_____
_____
_____
_____

Medo do novo

Falamos do desânimo, da angústia e da depressão, mas o medo também pode nos paralisar. O medo do novo. Quero trazer algumas orientações para ajudar você a perder o medo e a reagir, dar o pontapé inicial para mudar a sua vida. O medo faz com que deixemos de experimentar momentos incríveis. E, sem experimentar, perdemos a oportunidade de viver coisas que podem transformar nossas vidas.

Muitas vezes a gente se vê no meio do caos, naquela situação dificílima em que tudo parece estar de ponta-cabeça (e vamos combinar que mesmo que a gente se esforce para manter o controle da nossa vida, a gente é surpreendida o tempo todo e a vida acaba indo por caminhos que a gente nunca imaginou). Você sabia que esses caminhos difíceis podem significar novas oportunidades? Tem gente que aproveita estes desafios e enxerga tudo o que acontece como fonte de adrenalina ou como um estímulo. Acho muito bacana agir assim, só que nem todo mundo consegue encarar as mudanças dessa maneira. Sendo assim, o medo, sentimento constante, pode acabar dando uma travada na nossa intenção de agir.

Eu recebo diariamente mensagens de mulheres sofrendo muito com algum aspecto da vida. Elas nitidamente precisam reagir e mudar; às vezes uma coisinha, às vezes tudo, e eu fico intrigada com como elas não decidem mudar. Fiz uma pergunta nas minhas redes sociais questionando o porquê de as pessoas não reagirem e tomarem uma atitude para mudar o que não estava bom. A maioria respondeu: "medo do que virá, do desconhecido". Este desconhecido cria no nosso imaginário aquela sensação de "já que não conheço, pode ser muito difícil" e isso acaba nos travando na hora de reagir. Outro dia li um textinho que explicava bem este medo, dizendo que a vida era feita de escolhas, de mudanças, o que acaba trazendo alguma ansiedade, um certo desconforto emocional. Isso se dá pois nem sempre estamos preparadas para o novo, e pela necessidade de termos de sair da situação em que nos encontramos. Às vezes parece que criamos um monstro bem maior do que ele realmente é. Mas será que existe um monstro mesmo?

O medo faz parte da natureza humana. A gente pode sentir medo, tá? Só não pode deixar ele nos paralisar. "Monique, eu sou uma dessas pessoas que tem medo de se reinventar; como combato esse medo?" Vem comigo que eu tenho algumas dicas!

Dica 1 – Mudar é preciso

Se as mudanças não fossem necessárias, a gente não estaria hoje na era da internet, mas sim vivendo no tempo das cavernas. Tudo o que o mundo tem a nos oferecer hoje foi por conta das mudanças pelas quais ele passou. O mundo evolui e você também precisa evoluir. Você precisa analisar, ponderar e enxergar o que a mudança pode trazer de positivo para a sua vida.

Dica 2 – Se prepare para o novo

Claro que nem sempre isso é possível, já que a vida é feita de surpresas. Mas se prepare para os próximos passos. Por exemplo: como você lidaria com o fim de uma relação? Ou, ainda, se você for demitida, que opções terá? Ou seja, você pode até ser pega de surpresa, mas isso não a impede de prestar atenção ao seu redor e estar sempre pronta, como se estivesse se preparando para agir.

Dica 3 – Enxergue o processo da sua evolução

A mudança pode, sim, significar algum tipo de evolução profissional ou pessoal, pois ela te obriga a aprender, a se adaptar. Isso com certeza vai ajudar você a lidar com os próximos desafios da vida. A mudança pode trazer coisas incríveis que, do contrário, nunca saberia. Sei que, por exemplo, o fim

Você sabia que caminhos difíceis podem significar novas oportunidades?

de uma relação pode doer muito, mas pode também ser responsável pelo início de mais autonomia e liberdade – além de te dar a chance de encontrar alguém melhor. A mudança trará novas oportunidades.

Dica 4 – Lembre-se de que as falhas fazem parte do processo, fazem parte da vida

Pare de se apegar só ao que dá errado e foque os acertos. Pensar apenas nas falhas vai influenciar diretamente na sua autoestima, e aí, você já sabe: sem autoestima, tudo fica mais complicado. Então sempre acredite que no final vai dar certo.

Dica 5 – Converse com pessoas que já mudaram e alcançaram os objetivos que almejavam

Conversar com outras pessoas sobre o tipo de mudança que você está buscando pode ser útil para clarear as ideias e ajudar na organização para as mudanças.

Que tal parar um minutinho antes de partir para o próximo tema e refletir se não é justamente o medo que vem te impedindo de tomar uma atitude agora e começar sua nova vida?

Falta de dinheiro

Agora vamos falar de algo que ouço todos os dias: "Como me reinventar se não tenho dinheiro?".

Entendo que muitas mulheres podem se sentir desafiadas pela ideia de ter que se reinventar quando não têm dinheiro. Não sei se você se identifica, mas é comum de muitas mulheres pararem com tudo quando se casam e ficarem totalmente dependentes do parceiro. O casamento não está mais legal, a vida não está bacana e a mulher não consegue sair porque não tem dinheiro. O que também acontece muito é estar infeliz no trabalho. A pessoa doida pra trocar de emprego, mas sem coragem de abandonar o trabalho atual porque não tem outro em vista e não tem dinheiro pra se segurar o tempo que ficar sem trabalhar! Limitação financeira é muito complicado em qualquer momento da vida, principalmente quando a gente precisa dar uma reviravolta nela. Essa coisa de dizer que dinheiro não traz felicidade... é verdade, pois não traz mesmo. Mas sem dinheiro fica bem mais difícil, não é? Então é importante lembrar que antes de qualquer movimento para se reinventar, é preciso mexer internamente com a gente e que esta reinvenção pessoal não está necessariamente ligada a grandes investimentos financeiros.

Vale começar buscando novas formas de crescimento e, lógico, de vida, até porque a gente não pode esquecer que a verdadeira transformação começa de dentro para fora – e não precisa de grandes gastos. "O que fazer então, Monique?"

Vamos começar olhando para nós mesmas com amor, respeito e aceitação. Lembre-se de suas qualidades, dos seus talentos. Descubra o que realmente te deixa feliz e satisfeita. Essa será a base para a sua jornada de reinvenção. Anote isso. Depois, comece a procurar recursos gratuitos ou de baixo custo pra te ajudar a desenvolver as suas habilidades e interesses. Hoje em dia tem muitos cursos on-line gratuitos. Existem os grupos e as comunidades virtuais. A internet nos traz uma fonte incrível de conhecimento – se você souber buscar, é muito acessível. Você pode aprender e crescer em diversas áreas sem gastar muito dinheiro. Isso é uma forma de você começar a se fortalecer. Empreender devagarinho para ir construindo uma liberdade financeira. Então, como estamos falando de dinheiro, ou melhor, da falta dele, vou ser mais específica, no quesito "Como se reinventar sem dinheiro?".

A primeira coisa é tentar ganhar algum dinheiro. "De que maneira, Monique?" Como eu falei: empreendendo. Algo pequeno, relacionado com o que você gosta. Uma coisa muito importante na falta de dinheiro é sua rede de contatos. É bom valorizar quem gosta de você, melhor ainda se tiver um grupo bom de pessoas próximas (parentes, amigos, conhecidos) que possa te ajudar nesse momento! Às vezes, pra recomeçar, você precisa de uma mão estendida: talvez você precise ficar na casa de alguém por algum tempo, ou de um empréstimo, mesmo que pequeno.

Eu conheço mulheres que saíram de um relacionamento com a roupa do corpo! É muita coragem e eu tiro o chapéu para elas porque elas buscaram ajuda, conseguiram uma mão estendida, não importou de quem! Elas foram e depois falaram: "Que bom que eu fui, porque hoje eu estou muito mais feliz do que antes".

Reinvenção pessoal é você se tornar a melhor versão de si. A verdadeira transformação vem de um conjunto de escolhas diárias que fortalece sua mentalidade e sua conexão com o mundo ao seu redor. Então não deixe que a falta de dinheiro te impeça de se reinventar. Comece de onde está, com o que tem, e permita-se melhorar a cada dia. Você é capaz de alcançar grandes coisas, independentemente das circunstâncias financeiras. Acredite em si mesma, confie no seu potencial e siga em frente. Seu futuro está esperando por você.

Antes de a gente terminar, eu quero te lembrar uma coisa: você tem uma vida pela frente, um mar de oportunidades te esperando. Vai ser o dinheiro que vai impedir você de alcançar tudo isso?

Você é capaz de alcançar grandes coisas, independentemente das circunstâncias financeiras.

Para encerrar, use as linhas abaixo para listar o que paralisa você e como pretende lidar com esses impedimentos depois da leitura deste capítulo.

_____
_____
_____
_____
_____
_____
_____
_____
_____
_____
_____
_____
_____
_____
_____
_____
_____
_____
_____
_____

capítulo 11

A mulher moderna

A vida da mulher moderna é cheia de desafios. As demandas de trabalho e da vida como um todo muitas vezes podem ser desanimadoras. Tentar conciliar uma vida em família com o trabalho pode ser fonte de diversas frustrações, mas há saída! Não desanime. É só vir comigo.

Desafios da mulher moderna

Se eu te perguntasse qual é o maior desafio da mulher moderna, o que você responderia? Eu já começo citando alguns: maternidade, machismo, a dificuldade em deixar de se comparar, a desigualdade entre mulheres e homens no mercado de trabalho, e também a violência sexual. E você, consegue pensar em mais alguns?

Pelo número de entrevistas que fiz, sei que esses são os principais. E imagino que você tenha pensado em tantos outros. Mas o maior desafio da mulher moderna, segundo algumas pesquisas,[10] está em conseguir desempenhar todos os papéis a que se propõe, e os que lhe são impostos, de forma plena. O papel da mulher, da mãe, da dona de casa, da esposa, da profissional, da amiga, do autocuidado...

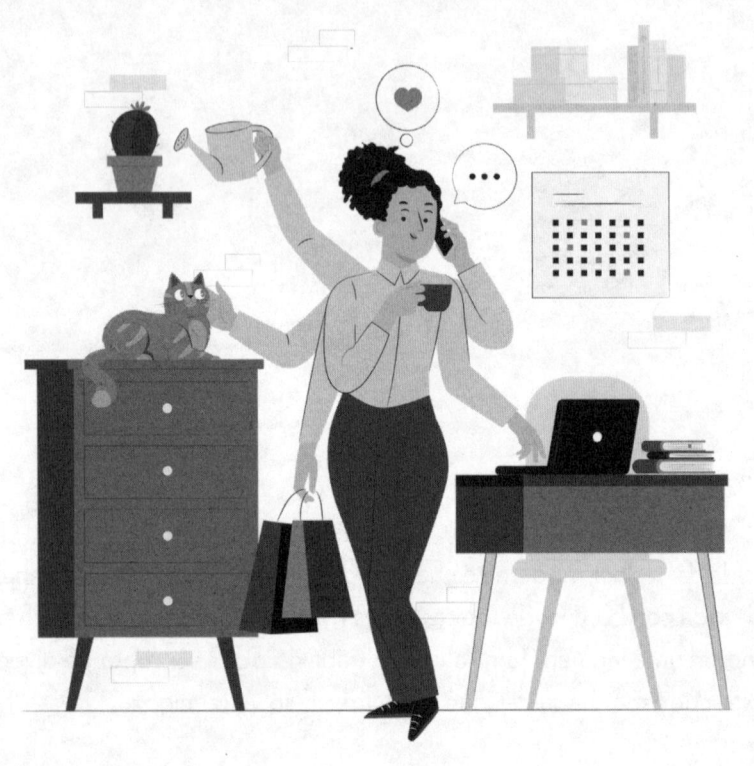

É muita coisa. É como se estivéssemos querendo abraçar o mundo com as mãos. E como é praticamente impossível a gente conseguir desempenhar todos esses papéis na sua completude, logo vem a frustração. A gente já começa a achar que não é boa o suficiente, e com o tempo, até a autoestima é afetada.

---

10 DORNAS, J. P. *Os desafios da mulher moderna – parte 1*. Lorena, 27 out. 2021. Disponível em: https://lorena.r7.com/post/Os-desafios-da-mulher-moderna-Parte-1. Acesso em: 19 maio 2023.

Tentar conciliar uma vida em família com o trabalho pode ser fonte de diversas frustrações, mas há saída! Não desanime.

Quem nunca viu mulheres que têm tudo para ser felizes, mas não são? Casos em que elas têm uma família aparentemente maravilhosa, mas são frustradas porque não conseguiram se realizar profissionalmente? Ou então, super-realizadas no trabalho, têm uma família linda, mas não conseguem ter um casamento bacana, porque estão sempre exaustas? Ou ainda, muito bem-sucedidas no trabalho e insatisfeitas, infelizes por não terem tempo para os filhos. Essas são algumas dores que encontrei ao entrevistar mulheres no meu canal.

Estamos sempre querendo fazer tudo e fazer bem. E essa necessidade de se realizar em todos os âmbitos da vida, somada aos novos tempos, tem feito mulheres arranjarem tempo e darem um jeitinho de correr atrás dos próprios sonhos.

Empreendedorismo feminino

Vejo o tempo todo mulheres pedindo ajuda para se reinventar, e uma saída para isso pode ser o empreendedorismo. Eu quero te ajudar. Só que você precisa estar ciente de que encontrará desafios nessa nova jornada. Nem sempre é fácil. Mas alguém já te disse que tem alguma coisa fácil nessa vida?

O empreendedorismo feminino é um tema atual e diz respeito à mulher ocupando um lugar que antes não ocupava: o de protagonista. São negócios em que as mulheres são idealizadoras ou ocupam cargos de alta liderança. Você sabia que o Brasil, segundo dados do Sebrae,[11] é o sétimo país com o maior número de mulheres empreendedoras?

De acordo com a pesquisa publicada pelo Sebrae e pela Global Entrepreneurship Monitor (GEM), feita com 49 nações, o número de mulheres empreendedoras no Brasil totalizava mais de 26 milhões em 2019. Esse

---

[11] SEBRAE. Participação de mulheres empreendedoras cresce no Brasil. Disponível em: https://www.sebrae.com.br/sites/PortalSebrae/ufs/sc/noticias/participacao-de-mulheres-empreendedoras-cresce-no-brasil,06fd4563d8318710VgnVCM100000d701210aRCRD. Acesso em: 19 maio 2023.

número mostra que as mulheres estão alcançando a sua independência financeira e são grandes produtoras de riquezas para o país.

Nós já empreendemos há anos, mas o assunto começou a ganhar notoriedade e a ser estudado com mais profundidade há pouquíssimo tempo. Mesmo o caminho ainda sendo complicado devido à falta de incentivo e de crédito, ainda tem a questão da jornada dupla, pois, na maioria das vezes, somos donas de casa, mães e ainda precisamos nos cuidar. Mas, como eu disse anteriormente, a mulherada não tem medo e corre atrás.

Desafios da mulher empreendedora

- **Jornada dupla**. Mesmo com toda a mudança cultural que vem ocorrendo ao longo das gerações, as mulheres continuam sendo as principais responsáveis pelos cuidados com a casa e os filhos. E isso, aliado ao fato de trabalharem fora, seja para ajudar na renda familiar, seja como realização pessoal, tem como consequência o excesso de trabalho. Só que conciliar tudo é praticamente impossível, e por isso as atividades acabam sendo prejudicadas, principalmente as que não são profissionais, como o tempo para lazer, filhos e a vida a dois. E como resolver essa questão? Aprendendo a gerenciar o seu tempo. Faça um cronograma delimitando os horários que você tem para cada atividade e se obrigue a colocar nele o tempo da família e do lazer. Delegar tarefas também ajuda: seja com tarefa da casa ou com os filhos, delegue. Não se esqueça: essas tarefas não são apenas das mulheres.
- **Preconceito da sociedade**. O machismo é um dos maiores desafios das mulheres, especialmente o das que desejam empreender. Olhares desconfiados não faltarão, pois ainda existem pessoas que acreditam que mulheres são sensíveis demais e não têm a firmeza necessária para gerir um negócio. Como lidar com isso? Não deixando que o preconceito destrua sua autoestima e

sua autoconfiança. Lembra quando falei que você deve parar de esperar a aprovação do outro? É isso. Procure não dar tanta importância a comentários negativos ou a pessoas que não lhe dão credibilidade. Parece difícil, mas você é capaz. Inspire-se nas mulheres de sucesso. E junte-se a elas.

- **Medo do fracasso**. A insegurança e o medo do fracasso fazem parte da vida de qualquer um, principalmente quando falamos em abrir um negócio próprio. Mas, para as mulheres, há um peso maior, justamente por causa do descrédito que comentei no tópico anterior. Para que esse medo não te paralise, é melhor você estar preparada. Estude muito, pesquise tudo o que puder referente ao negócio que vai abrir, faça cursos (hoje em dia tem tantos cursos on-line), enfim, se capacite.

Estamos em um momento de transformação e os desafios da mulher empreendedora ainda são muitos. Mas eles não são obstáculos, são um alerta de que você precisa se esforçar mais ainda. Inspire-se em mulheres de sucesso, e acredite no seu potencial!

Se tornando uma empreendedora

Eu me tornei uma empreendedora depois dos 50. Hoje gerencio uma equipe de cinco pessoas, e as tarefas são delegadas. No início, porém, fazia tudo sozinha. Trabalhava umas vinte horas por dia. Chorei, me desesperei. Mas, agora, três anos depois, está bem melhor e vejo que valeu a pena. Por isso quero dividir com você algumas coisas que foram fundamentais para mim:

- Tenha paixão pela atividade em que deseja empreender. A paixão te ajudará a superar todos os desafios.

- Conheça o seu nicho a fundo. Muitos negócios fracassam por falta de experiência. Então se aprofunde, todo o conhecimento da sua área será muito bem-vindo.
- Aprenda um pouquinho de gestão financeira. Não precisa ser expert, mas, para começar, você precisa ter uma noção, para não ficar completamente perdida.
- Seja paciente. Sim, você precisará esperar para colher os frutos. No início não é fácil se firmar no mercado, e ter retorno financeiro também demora. Mas, se você desistir, terá jogado todo seu esforço fora. Por isso digo: tenha paciência e seja comprometida. Foi assim que eu consegui alcançar mais de três mil alunos no curso.

O mais importante é fazer os planos saírem do papel, entender que você pode, sim, que é capaz. Agora só falta começar. Bora?

Recapitulando:
- a vida da mulher moderna é cheia de desafios, e é preciso muito jogo de cintura para dar conta de tudo;
- é sempre possível se reinventar, principalmente quando se trata de empreendedorismo;
- tenha paixão pela atividade na qual você investe o seu tempo;
- você é incrível e capaz de fazer o que se propõe e de superar muitos dos desafios que a sociedade impõe.

Inspire-se
nas mulheres
de sucesso.
E junte-se
a elas.

Para encerrar o capítulo, e se você ainda estiver perdida quanto a em que nicho empreender, eu até posso deixar algumas ideias: comida, produtos artesanais, roupas, consultoria de vendas, mercado digital... são inúmeras as possibilidades! Mas o ideal mesmo é você pensar em algo que goste de fazer e ir experimentando o que vai dar mais certo. Tentativa e erro, sabe? Então, aqui neste espaço, agora, liste coisas de que você gosta e que têm potencial de gerar renda.

_____

_____

_____

_____

_____

_____

_____

_____

_____

_____

_____

_____

_____

_____

_____

_____

Conclusão

VOCÊ PODE TUDO

Desde que eu me reinventei aos 50 anos, tenho estudado muito o universo feminino e me deparado com mulheres que mudaram a própria vida após descobrirem a força que têm. Eu descobri que eu posso tudo e, como eu sempre digo, se eu posso, você também pode!

SIM, VOCÊ PODE TUDOOOOO!

E muitas vezes, ao receber mensagens nas minhas redes sociais de mulheres fragilizadas, que não se amam, que não se acham capazes, eu tenho uma vontade louca de sacudir a pessoa e dizer:

"O que falta para você dar o primeiro passo e mudar tudo de que você não gosta? Você é capaz, você é forte, você é incrível."

Então, se você está nessa fase, se está mal com você mesma, se sinta sacudida nesse momento e dê o pontapé inicial. Quem vai se beneficiar é você. Só você.

Ao longo desses cinco anos do canal, após mais de 150 entrevistas, eu queria te dizer: não se conforme com menos do que você pode ser nem com menos do que você pode ter. Se concentre naquilo que você quer.

E vai, só vai. Quando você foca seus recursos em uma área da sua vida, as coisas acontecem.

Percebi também que essas mulheres incríveis com quem eu tenho conversado têm quatro pontos em comum:

1. Elas não veem a idade como um impedimento. Nem as jovens nem as mais velhas. Você não é a sua idade. A sua idade não te define.
2. Apesar de uma jornada intensa, elas continuam sendo criadoras de riquezas para si mesmas, para a sociedade e para o país.
3. São guerreiras, batalhadoras, e mesmo que esteja muito difícil, elas não desistem.
4. Sempre que precisam, se reinventam com um único propósito: ser feliz.

Eu tenho certeza absoluta de que se eu estivesse entrevistando você no meu canal, você teria uma história inspiradora para contar. Sei também que você deve estar pensando: "Eu quero tomar uma decisão, traçar uma estratégia e agir, porque eu quero *ter* uma história inspiradora para contar".

Não se esqueça de que nós podemos, *sim*, desempenhar várias funções: profissional, mãe, filha, esposa, avó, o da pessoa amiga, da que cuida de si e da casa, e muito mais. E em todas essas funções, você é convidada a ser feliz.

"Mas, Monique, não é fácil." Eu não disse que é fácil. A vida nunca é, ela é difícil pra caramba. Aqui neste livro você viu que eu era aquela menina insegura, cheia de muletas, bulímica, num relacionamento abusivo, que dependia do outro para ser feliz, e aquela menina conseguiu dar uma guinada na vida. E quando eu paro para pensar, vejo que a menina que eu fui conseguiu chegar bem longe. Mas como?

Primeiro, descobri que eu tinha uma força enorme dentro de mim. Depois acionei essa força e decidi que ia me ouvir de verdade. Você pode descobrir e acessar essa força também, ela está aí dentro de você. Assim como eu, tome a decisão de prestar atenção quando não estiver bem, quando precisar de ajuda, e tenha a consciência de quando pode ir além.

Você é capaz,
você é forte,
você é incrível.

E, hoje, quando alguém me pergunta se eu consigo fazer alguma coisa, ou diz que eu não consigo, respondo para mim mesma: "Se eu realmente quiser, eu consigo".

E vou te dizer, do fundo do meu coração:

Se você realmente quiser, você consegue. Você pode ser feliz. Pode ser a rainha da sua vida. Dê o primeiro passo e *só vai*!

Editora Planeta
Brasil | **20 ANOS**

Acreditamos nos livros

Este livro foi composto em Verlag e impresso pela Lis Gráfica para a Editora Planeta do Brasil em janeiro de 2024.